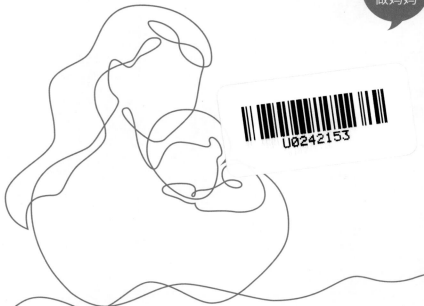

U0242153

新生儿与婴儿护理指南

中日友好医院儿科主任医师
中国协和医科大学博士生导师

周忠蜀 编著

中国轻工业出版社

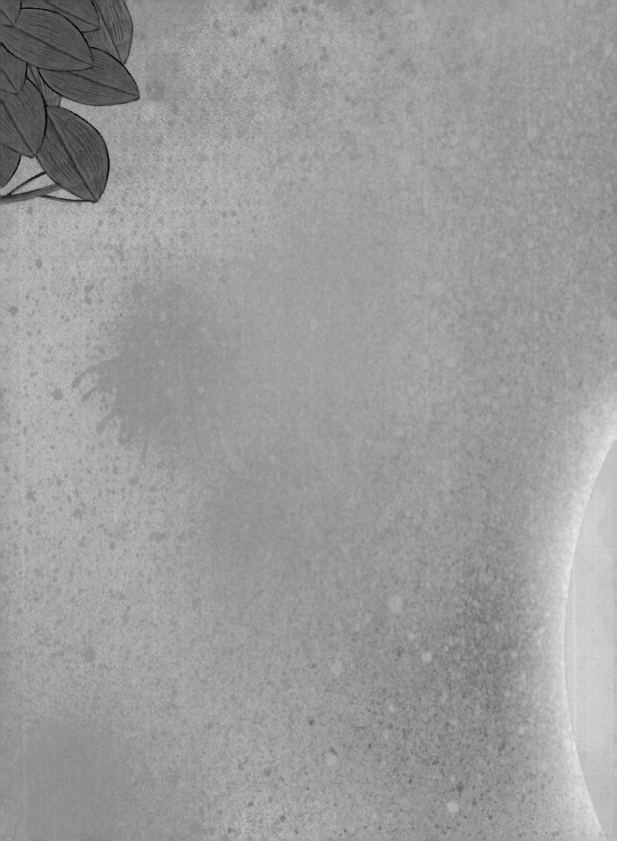

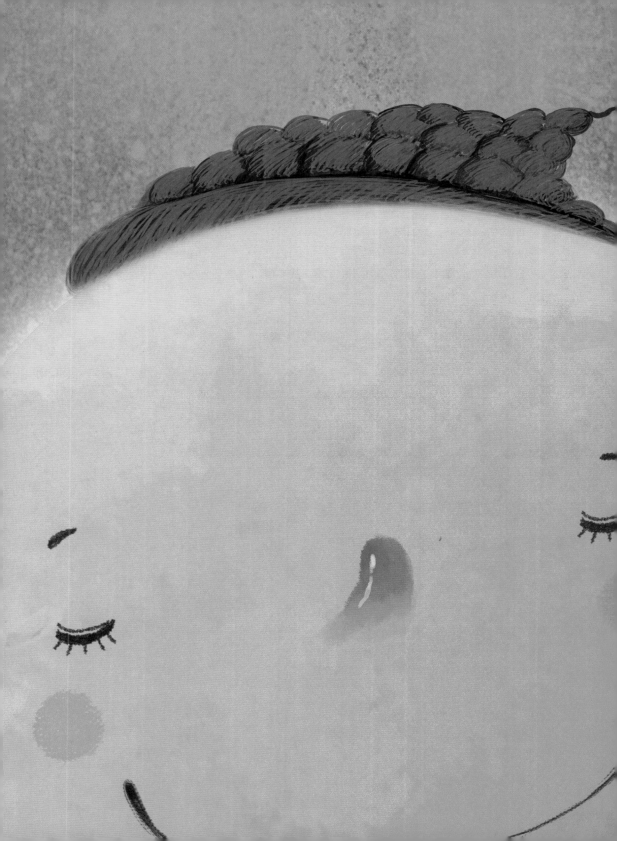

图书在版编目（CIP）数据

新生儿与婴儿护理指南 / 周忠蜀编著. — 北京：
中国轻工业出版社，2020.7
（90后做妈妈）
ISBN 978-7-5184-2923-3

Ⅰ.①新… Ⅱ.①周… Ⅲ.①新生儿—护理—基本知
识 Ⅳ.①R174

中国版本图书馆CIP数据核字（2020）第037160号

责任编辑：由　蕾　　策划编辑：朱启铭　　责任终审：李建华
封面设计：奇文云海　　版式设计：刘　涛　　责任监印：张京华

出版发行：中国轻工业出版社（北京东长安街6号，邮编：100740）
印　　刷：北京博海升彩色印刷有限公司
经　　销：各地新华书店
版　　次：2020年7月第1版第1次印刷
开　　本：787×1092　1/16　印张：13
字　　数：130千字
书　　号：ISBN 978-7-5184-2923-3　　定价：48.00元
邮购电话：010-65241695
发行电话：010-85119835　　传真：85113293
网　　址：http://www.chlip.com.cn
Email：club@chlip.com.cn
如发现图书残缺请直接与我社邮购联系调换
181485S3X101ZBW

前言

从睁开眼看到这个世界，到能够自己行走，宝宝每一天都在给爸爸妈妈带来惊喜。养育一个健康快乐的宝宝是每个家庭美好的愿望，这也并不是一个遥不可及的目标。一开始的手忙脚乱是新手父母成长中必须经历的一个过程，但仔细感受也许就会觉得是乐在其中吧。一点点见证宝宝的进步，这其中的甜蜜与幸福弥足珍贵。

本书以宝宝的月龄为成长单位，详细地描述了宝宝每一步的成长与变化，辅导爸爸妈妈以符合现代科学的正确方式陪伴宝宝一点一滴地进步。书中包含了宝宝 0 到 1 岁这 12 个月中可能会发生的种种问题，也提供了实用的解决方法与建议。随着人们思想的改变与进步，越来越多的家庭面临着相对复杂的环境与关系。书中对于单亲家庭与二胎家庭的特殊情况也进行了详细的分析与解答，为更多特殊的家庭保驾护航，让每一个家庭都能和和睦睦，每一个宝宝都能健康成长。

本书所有内容均来自专家建议与指导，但由于每个宝宝身体状况与条件不一样，本书未能全部涵盖，请读者谅解。如若宝宝出现紧急情况，请一定立刻去医院寻求专业人士的帮助。

目录

第三章　**新生儿宝宝的第一个月**◆42

第六章 宝宝诞生的第四个月 ◆112

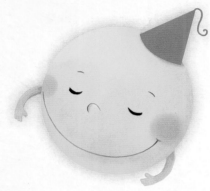

第十五章　特殊的家庭同样充满爱 ◆194

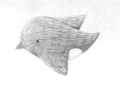

第一章

爸爸妈妈，我来啦

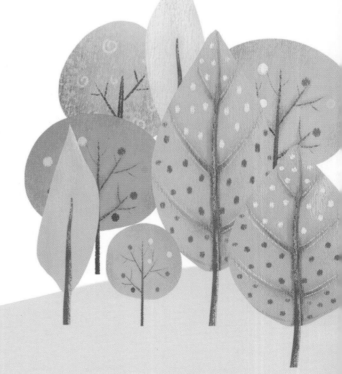

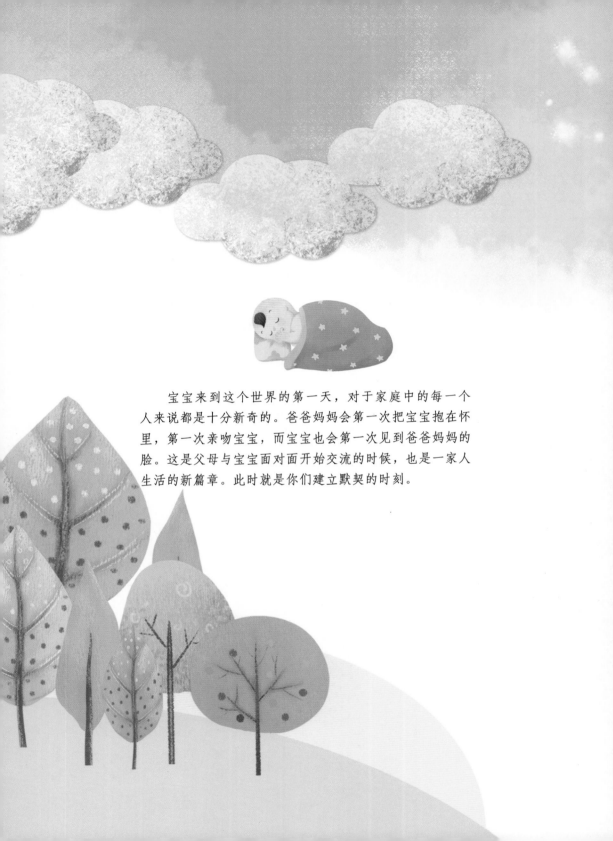

宝宝来到这个世界的第一天，对于家庭中的每一个人来说都是十分新奇的。爸爸妈妈会第一次把宝宝抱在怀里，第一次亲吻宝宝，而宝宝也会第一次见到爸爸妈妈的脸。这是父母与宝宝面对面开始交流的时候，也是一家人生活的新篇章。此时就是你们建立默契的时刻。

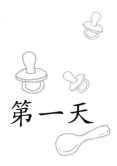

第一天

　　一般来说，产后第一天是十分浪漫的，因为经历了马拉松般漫长的怀孕和艰难的分娩，这一天年轻的爸爸、妈妈终于得以和宝宝见面，放下久悬的心了。那种肌肤相亲的感觉是多么美妙，对于许多新手父母来说，这就仿佛置身梦境一样。辛苦怀孕的日子已经过去了，一个瞪大眼睛注视着广袤世界的小宝宝到来了，新的家庭生活从此拉开了帷幕。此时此刻，父母大都会将全部的心思投放在宝宝的身上，很少想到未来。

新手妈妈

　　产后头24小时，以及更长时间内，产妇的主要任务是休息，让身体迅速复原并照顾好宝宝。

　　自然界的任何规则都有其存在的道理：分娩的过程虽然充满艰辛，却能让妈妈在宫缩间歇期间好好地休息，蓄存足够的体能继续分娩。如果妈妈心情愉快、精力充沛，应该会有一个很不错的开始，但是仍然要注意控制分娩的进度，切忌太过着急。如果通过注射肾上腺素加快产程，刚开始时可能还有一定的作用，但功效不能持久。

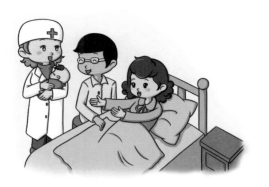

　　生产后的第一天，妈妈可能感到非常疲倦或者烦乱，甚至可能有点头晕，但是很快体内的激素就会发生作用，把妈妈的注意力吸引到宝宝身上来。妈妈和宝宝会一起睡上几小时，还会时不时地注视对方。对妈妈来说，迅速恢复健康是非常重要的，妈妈要懂得调用丈夫和其他陪产人员的力量，为自己提供支持和帮助。只要条件允许，他们会想办法扶起妈妈的身体，把宝宝递给妈妈抱，或者帮妈妈和宝宝摆好姿势，进行早期的母乳喂养。为了让妈妈看到宝宝睡着时那张恬静的脸，可以让宝宝挨着妈妈睡，或者把宝宝放在妈妈旁边的床上。

新手爸爸

　　宝宝出生后，许多新手爸爸都会感到茫然不知所措。一般来说，虽然有时候会忙得焦头烂额，但新生儿的降生带来的是难以言说的骄傲和喜悦。

　　有些医院并不限制探访时间，只要新手爸爸愿意，想在病房里待多久就待多久。这种规定使得许多产妇的产后生活变得滋润很多，因为这些新手父亲可以帮助妻子倒水、备餐，以及为宝宝换尿布等。

宝宝的新世界

宝宝需要一段时间才能适应周围的环境。刚开始时，如果有人陪着他、安慰他、抚摸他的肌肤，他就可以保持长时间的安静。在出生后头 24 小时，他可能一直睡着，不过期间会不断地改变睡姿。每次醒过来时，他都会四处搜寻妈妈的臂膀，寻找乳头吸吮。他也会哭闹，有时候是为了寻求安慰，有时候是真的饿了，有时候则仅仅是想哭闹而已。

与宝宝最初的相处

有些宝宝刚开始并不会哭闹，直到出生 2 ~ 3 天后，感觉到自己所处的环境发生了改变，才开始哭闹。有些宝宝则似乎生来就有哭闹的嗜好，一生下来就哭个不停，仿佛在向世人宣布他的到来，也可能是想吸引人们的注意力，从而获得安慰、哺喂。不管宝宝表现如何，妈妈都应该让宝宝依偎在自己的身上，尽量让宝宝躺在自己的胸口安然入睡，这对母子俩都有一定的抚慰作用，有助于母亲的身体迅速康复，按摩可以帮助母子消除紧张情绪，在产后头几天施行的效果尤佳。妈妈可以把宝宝放在胸口上，然后用双手抚摸宝宝的后背。

爸爸妈妈的小可爱

对宝宝来说，出生头 24 小时最重要的两件事是来自外界充满爱心的迎接以及身体的健康。宝宝一生下来，医护人员会迅速对宝宝进行医学检查，然后做一个彻底的儿科体检。宝宝对妈妈有着天生的依恋，非常喜欢跟妈妈待在一起。

新生活开始了

"坐月子"时，宝宝的一点一滴的变化都会让父母激动不已，宝宝以外的任何事物可能都提不起父母的兴趣。在这段时间里妈妈的心情会很复杂，时而对这个新到来的小生命惊叹不已，时而又怀着敬畏之心，时而还交织着不安，痛并快乐着。

但是，不久以后，来访的客人、家务、工作又开始慢慢地回到生活当中，当父母试着在这几者之间找到平衡之后，一种全新的生活才算真正开始了。

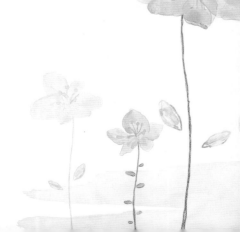

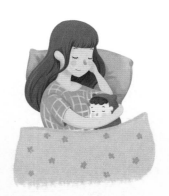

爸爸妈妈对于宝宝的影响

父母和宝宝的个性不同，但也有相似之处，就像父母会遗传自己父母亲的一些特征一样。实际上，宝宝们都很聪明，他们天生善于调动他人，而且总能把调动火候拿捏得恰到好处。在这一过程中，家庭关系就形成了。但家庭关系和谐与否，取决于你们每一个人。

在这样的家庭关系中，每个人都扮演不同的角色。但是你们的关系协调得如何，则取决于你和宝宝是否性情相投。如果他对你的所作所为感兴趣，那么你们就能融洽相处。事实上，这也是最常见的一种状况，因为父母总是尽他们所能地满足宝宝。

一家人的默契

但当父母和宝宝的节奏不合拍时，也会有些小矛盾，此时就需要换种方式相处。与宝宝一起共舞是一种很好的方式，不仅能带来很多乐趣，而且可以锻炼平衡，还能找到同时适合全家人的最自然的节奏。哺养宝宝要有弹性，因为事物不是一成不变的，父母和宝宝每天都在改变，但也要有始终如一的坚持精神以及自信心，毕竟父母不是只要照顾宝宝的生活，同时还是他人生的引路人。此时，最好的方法就是放松身心，感受宝宝的心声，跟着自己的感觉走。

宝宝的信任

宝宝学会的第一件事就是信任（或者是不信任）自己所处的环境，当然，在这其中母亲是第一位的。在宝宝出生之前，就已经跟妈妈和谐相处 10 个月了，在此期间的各种感受将在宝宝心里留下烙印，并成为他性格的一部分。父母可以掩饰自己的内心，但千万不可对宝宝撒谎。诚实是你能给宝宝的最好的礼物。父母对宝宝微笑，他也会报以微笑，然后他还会继续观察父母接下去的反应。此时他的理解是："你如此关爱地看着我，我完全信任你，相信你不仅能给我安全感，而且会明白我需要什么。你珍视我，我也会珍视我自己。"想想看，这对增强宝宝的自尊心是多么重要！如果此时大人对宝宝的微笑视若无睹，就会让他感到焦虑不安。

与宝宝在一起的优质时间

宝宝需要被爱的感觉。让宝宝知道妈妈爱他的最好方式就是和他在一起。如果由于工作抽不开身，就需要花点"优质时间"了。所谓优质时间是指全身心花在宝宝身上的时间。在妈妈爱的鼓励下，宝宝也会试着表达自己的爱。

如果大人在等电话，或者担忧即将到来的某件事，那么即使大人和宝宝在一起也不能算是优质时间，这会使宝宝觉得不受重视，他会通过哭闹来引起大人的注意。留出优质时间给宝宝，也要给自己留点私人空间，这很重要。不仅对宝宝成长有利，对家庭也很有益处。

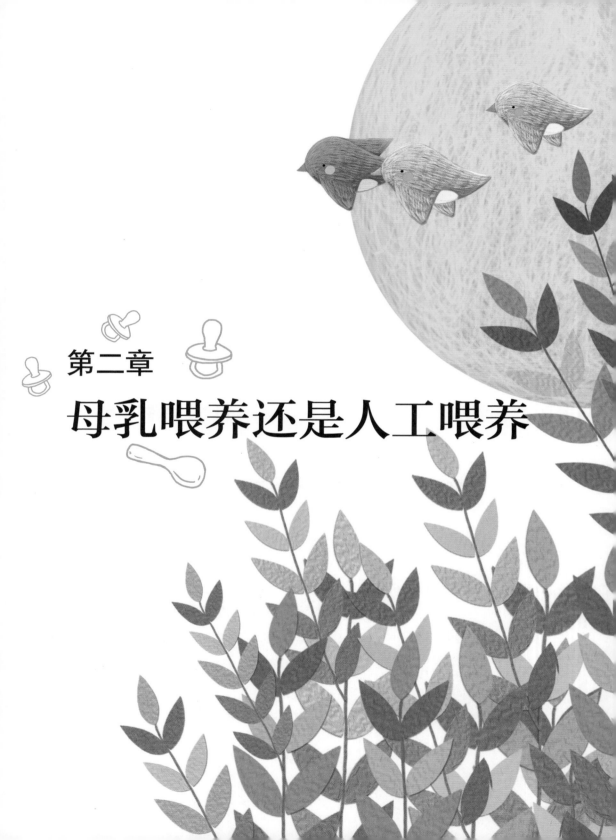

第二章

母乳喂养还是人工喂养

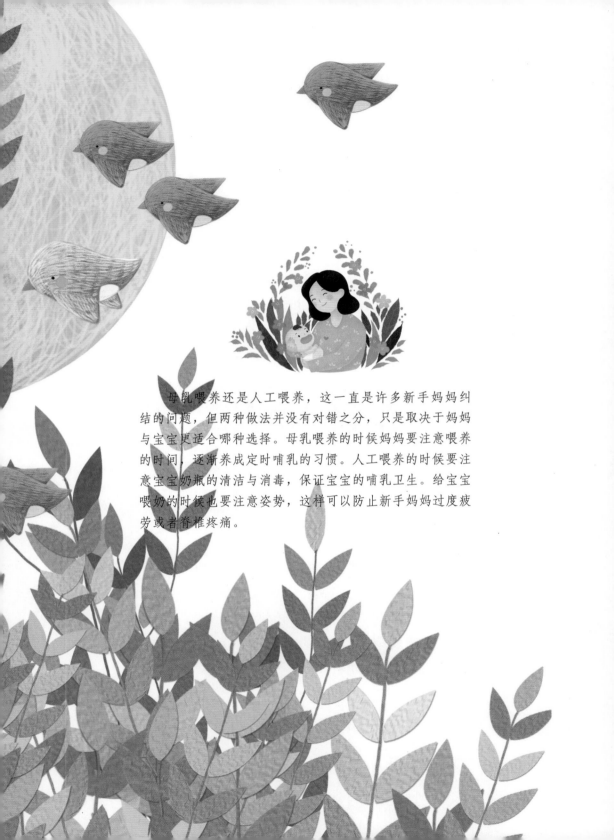

　　母乳喂养还是人工喂养，这一直是许多新手妈妈纠结的问题，但两种做法并没有对错之分，只是取决于妈妈与宝宝更适合哪种选择。母乳喂养的时候妈妈要注意喂养的时间，逐渐养成定时哺乳的习惯。人工喂养的时候要注意宝宝奶瓶的清洁与消毒，保证宝宝的哺乳卫生。给宝宝喂奶的时候也要注意姿势，这样可以防止新手妈妈过度疲劳或者脊椎疼痛。

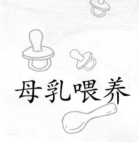

母乳喂养

每次给宝宝喂奶时，都能给宝宝一种温暖舒适的感觉，妈妈身上的气味、说话的声音还能刺激宝宝的感官发育。宝宝会急切地开始认识这个世界。

妈妈与宝宝的关系

宝宝吮吸的第一口母乳称为初乳。初乳清澈呈黄色，含有糖和蛋白质、抗体以及刺激消化的激素。接下去的 2 ～ 3 天时间里，母乳呈乳脂状，然后逐渐变成成熟乳。成熟乳在哺乳初期时是白色或略带蓝色的，后期则逐渐变稠。

你和宝宝可能轻而易举，也可能得花上几天时间才能适应母乳喂养。但是，要记住，不管母乳喂养有什么困难，你们都能克服。

母乳喂养的好处

母乳喂养对妈妈和宝宝而言都是最理想的一种方式。它有很多优点：首先，母乳营养丰富，能够满足宝宝生长发育的需要；其次，母乳喂养能让妈妈和宝宝亲密接触，当他把暖暖的小身体靠在你身上的时候，这是一种无法用言语形容的美妙感觉；最后，母乳喂养还有助于母体内激素的分泌。此外，对宝宝而言，母乳喂养还能帮助宝宝放松身心。

Tips:

母乳的成分

母乳的主要成分是水，里面溶有或悬浮着其他物质。随着宝宝的成长，母乳的成分会发生改变，甚至宝宝每一餐的母乳都不完全一样。

热量： 母乳含有宝宝生长所需的足够能量。

脂肪： 一般而言，脂肪在母乳中约占4%。脂肪是为宝宝提供热量的必需物质，还能保护连接神经细胞的纤维。

脂肪酸： 脂肪酸是维持细胞功能的必需成分，而且有助于钙的吸收。钙主要用于宝宝骨骼和牙齿的发育。

蛋白质： 蛋白质是机体发挥正常功能的必需成分。母乳中含有一种特殊的蛋白质，能够被迅速降解、吸收。这就是为什么哺乳期的宝宝进餐次数多而又很少便秘的缘故。母乳中还含有一些抗体蛋白质，能增强宝宝的免疫力。

白细胞： 母乳中的白细胞起保护作用，能帮助宝宝抵抗疾病。

乳糖： 乳糖能迅速地提供能量。母乳中只有一部分乳糖被消化，其余的则进入大肠促进乳酸杆菌的生长。乳酸杆菌是一种有益菌，能减少腹泻的发生，改善宝宝大便的气味。

维生素： 只要妈妈营养充分，母乳就能给宝宝提供合适比例的维生素。母乳中含有的维生素A、B族维生素、维生素C和维生素E比牛奶丰富，但是维生素K则相对较少。因此，宝宝出生后要定期补充维生素K。

矿物质： 母乳中矿物质的含量主要取决于母亲的营养状况。一般情况下，母乳中的矿物质和盐分比例适当。

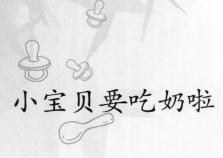

小宝贝要吃奶啦

如果妈妈把刚出生不久的宝宝抱在胸前，他就会本能地找乳头吮吸，这其实是一种吸吮反射。宝宝出生后几分钟就能吮奶。刚开始时，妈妈和宝宝都是新手，你们需要不断地练习才能相互适应。医院的护士能给你一些指导，快则 1 天，慢则 2 周，你们就会慢慢适应。

母乳是怎样流出来的

刚开始吸吮的 5 ~ 10 分钟，宝宝将获得 90% 的奶量。你会发现宝宝刚开始时狼吞虎咽，到后来就变成小口小口地慢慢品尝了。减慢的吮吸速度能使含脂肪量高的后奶从导管流向乳头，使宝宝获得剩下的 10% 乳汁，从而完成哺乳。宝宝获得剩下的 10% 乳汁，不仅意味着得到了必需的热量，而且会向你的身体传递信号，来分泌宝宝所需的乳汁量，从而延长哺乳时间，让你和宝宝继续享受这种亲密接触。每次哺乳一般要 10 ~ 40 分钟。

舒适的哺乳氛围

哺乳需要一个良好的气氛。试着营造一个安静、让妈妈容易专心的环境。如果房间或病房太吵的话，你可以面对着宝宝，温柔地和他说会儿话，让他把注意力集中到你身上。宝宝开始吮奶后，会闭上眼或是盯着你，他会把胳膊放在胸前，或是展开手臂用小手轻拍妈妈的乳房。

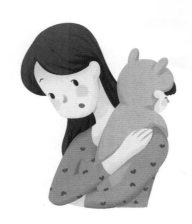

与宝宝亲密接触

刚开始的几天，妈妈可以通过和宝宝一起睡，以及和宝宝尽可能多地亲密接触来刺激泌乳。三四天后，等初乳变成了成熟乳，哺乳也开始需要固定的"优质时间"，并且在以后的几个星期乃至几个月都要坚持。妈妈可以寻求家人和朋友的帮助，以减少一些日常事务，使自己有足够的时间和空间哺乳。有规律的哺乳以及和宝宝的身体接触，能够刺激乳汁的产生。如果天气较热，可以试着把上衣脱了，宝宝也只需垫块尿布，这样妈妈和宝宝就可以来个亲密的身体接触。

哺乳姿势

只要姿势正确，乳汁会很顺利地流到宝宝的口中，而且宝宝也不会拽妈妈的乳头或者给妈妈带来其他不适的感觉。吮奶时宝宝会把整个乳头和周围的乳晕都含在口中，乳头正好顶着上腭，宝宝会轻轻压着妈妈的乳房，妈妈可以看到他强有力的、有节奏的吮吸动作。如果被宝宝弄疼的话，妈妈可以把宝宝轻轻拉开，摆好姿势后重新开始。

宝宝有时候需要妈妈的帮助

有时候要想顺利哺乳还得需要一点小技巧，比如当乳汁胀满的时候，宝宝很难一下含住，妈妈可以用拇指和食指轻轻地捻起乳晕，让它稍微往前翘起，这样宝宝就方便了很多。有时候妈妈还需要挤出一点乳汁来软化乳头和乳晕。等宝宝开始吮吸后，乳房也会进入哺乳状态。

妈妈的姿势

哺乳还有一个重要的影响因素，就是妈妈的姿势和安抚。选择一把有直立靠背的椅子，保证妈妈的后背能够得到很好的支撑。坐在上面，把宝宝抱到胸前，而不应该随便找个地方斜靠着，因为这样不仅会压到乳房，而且宝宝也会很难含住乳头。选择适合自己舒服的姿势就可以了，不要和其他妈妈们比，每个人都有适合自己的不同的姿势，重要的是妈妈和宝宝都感觉舒服。

躺着哺乳

朝向要哺乳的那一侧躺好，也就是说如果要用右侧乳房哺乳，便朝右侧躺好，让要授乳的乳房位于下方。用肘部支撑身体，手呈"C"形托住乳房，让宝宝的小脚丫对着妈妈的腰部，用手托住他的颈部，使他的鼻子和妈妈的乳头位于同一高度，这样可以引导他把乳头含进嘴里。等宝宝摆好位置开始吮吸后，妈妈就可以把胳膊放下来，让自己躺着更舒服。妈妈还可以半躺着把宝宝放在腹部上给宝宝授乳，这可是无比美妙的一种亲密体验哦！

宝宝打嗝是怎么回事

每个宝宝在喂奶时都会打嗝，有的是在喂完奶后，有的是在喂奶的过程中。有些宝宝特别容易打嗝，有些则打得很少；有些宝宝打嗝时需要别人的帮助，有些则可以自己解决。一般打嗝有困难的宝宝在出生2个星期之后就会好一些，因为那时宝宝的消化系统已经适应了母乳，也开始能做到进食时不把空气吞下去了。

帮助宝宝打嗝

宝宝有时候哭闹，如果确信他不是饿了想吃东西，就很可能是想打嗝了。他会趴在妈妈胸前，但不是想吃奶，而是希望得到妈妈的抚慰。这时最好让他趴在妈妈肩膀上，拍拍他的背；或者让宝宝坐在妈妈的大腿上，用一只手的手掌抵着宝宝的胸部，位置以宝宝的下巴正好位于妈妈的拇指和食指之间为宜，用另一只手轻拍宝宝的背。

吐奶

几乎每个宝宝进食后都会出现吐奶的现象，造成吐奶的主要原因是胃内容物返流到食管。吐奶时可以放一块棉布接住。

吐奶是新生儿的常见现象，一般情况下，宝宝吐出来的是呈凝固块状的母乳，并非清亮的液体。有时宝宝呕吐是由胃里未能排除的气体引起的。如果对宝宝的呕吐感到担心，尤其是伴有腹泻或者是频繁的喷射性呕吐，可以咨询医生。

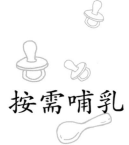

按需哺乳

第 1 周时，宝宝需要少食多餐，这有助于妈妈和宝宝慢慢适应哺乳。频繁的吸吮不仅可以供给宝宝足够的初乳，还可以让乳汁逐渐增多。从第 2 周或第 3 周开始，宝宝的哺乳时间应该增加到至少 20 分钟，这样宝宝可以吮吸到高热量、营养丰富的后奶，从而使每餐之间的间隔时间延长。

宝宝多长时间可以吃饱

由于母乳很容易消化，一般情况下，宝宝每隔 2 ~ 2.5 小时需要喂奶一次，但也有的宝宝需要每隔 1 小时就喂奶，还有一些宝宝喂奶间隔时间可以长达 4 小时。

尽量争取每侧乳房至少哺乳 20 分钟，但应该根据实际情况而定，因为不同宝宝、不同母亲之间有差异。比如有些宝宝 10 分钟就可以吃饱，而有的却需要 40 ~ 60 分钟。乳房会满足宝宝不同的需要，如果他渴了，需要更多的前奶，那么乳房就能供给他足够的前奶，如果宝宝需要更多的热量，那么通过不断吮吸就能得到更多高热量的后奶。

两侧乳房要均匀分配

刚开始时，宝宝可能只吸吮一侧乳房。那么下次喂奶时就要记住，让宝宝在另一侧乳房吮奶。如果担心记不住，可以用胸针、彩带等做一下标记。随着宝宝胃口的增大，每次喂奶时一侧乳房已经不能满足他的要求，就需要换到另一侧乳房，让他尽情地吃。但是下次喂奶时要记住先从另一侧开始。

哺乳时间表

刚开始时，不应限制宝宝的哺乳时间和哺乳餐的频率。等他吃饱了，就会以自己的方式告诉你。比如把小嘴从乳头上移开，或者对吮吸不再表现出兴趣。没有必要强迫宝宝，母乳喂养的宝宝会在需要的时候进食，一般不会吃得太多。和成人一样，宝宝的胃口每天都会发生变化，有时甚至每餐都会不一样，因此，只有他自己知道需要什么。母乳喂养就是建立在这种供需的基础上。

人为调整宝宝的哺乳习惯

数周之后（少则3周，多则8周），妈妈会发现宝宝的哺乳时间已经基本固定了。如果想要改变这一习惯，可以每天提前或推迟几分钟给宝宝喂奶，在满足宝宝需求的基础上慢慢引导他。

每个宝宝都有不一样的哺乳习惯

有些宝宝和母亲经过约6个星期接触便可以养成固定的生活习惯，但有的却需要4～6个月。有些母亲不愿意为宝宝定时间表，而是顺其自然。无论是否定时间表，都会有意外的时候，如生病、长牙等情况，或宝宝的猛生长期，都会使宝宝需要更多的乳汁、睡眠和拥抱。不管怎样，根据宝宝的需要来都是没错的。要记住，每个宝宝都是不一样的，可以根据妈妈和宝宝的具体情况养成符合母子俩需要的生活习惯。

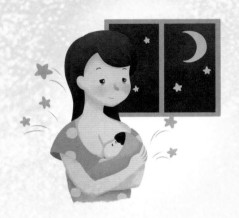

宝宝的猛生长期

有些宝宝每隔4天就会有一个猛生长期，而有的宝宝则需要间隔约4个星期。在进入猛生长期之前，宝宝一般会显得比较安静，睡得比平时好，吃得也少，他正在为生长蓄积能量。一两天之后，他就会吃得更多，因为这会儿他又长大了一点，饿得也更快，因此需要更多的热量，就餐次数也更频繁。不久之后，他又会回到原来的就餐频率。下个星期或下个月，宝宝还会重复同样的周期，具体的时间则取决于宝宝自己的节奏。

夜间喂奶

夜间给宝宝喂奶是一件相当美妙的事情，妈妈和宝宝亲密地坐在或躺在一起，周围一片安静，完全不用担心有谁会来打扰。夜间喂奶将会成为接下去的几个星期或几个月，你生活中不可缺少的一部分。但问题并不在于宝宝需要夜间喂奶，而是如何在喂奶之后让宝宝和自己迅速入睡。

哄夜间吃完奶的宝宝睡觉

刚开始时，妈妈需要营造出一种和白天不同的氛围，让宝宝知道现在是晚上，同时让他舒舒服服地进食，但是要尽可能地使气氛安宁。睡前的一餐最好在昏暗的卧室里进行，房间要静，不要开灯，尽可能少说话，摇一摇宝宝，直到他睡着为止。只要和妈妈待在一起，宝宝就不会觉得孤单，能够安心入睡。

在公共场合哺乳

不管是在分娩之后的 6 天还是 6 周以后出门，妈妈都会发现有时自己不得不在公共场合给宝宝喂奶。如果觉得太过暴露或者紧张，刚开始时，可以和其他妈妈朋友们在一起，这有助于建立自信心。选择一件不用暴露整个胸部，也能给宝宝喂奶的合适衣服，T 恤或开襟羊毛衫都可以，还有一些专门为母亲设计的侧边开口的衬衣。很多公共场合都有专门的母乳喂养室。

拒绝乳房

宝宝有时候会喜欢一侧乳房，而不喜欢另外一侧，原因很难讲清楚。可能是乳头的形状或是乳汁的流速问题，也可能是刚开始哺乳时养成的习惯。即使只用一侧乳房哺乳，宝宝也能得到充足的营养，但这样的做法还是不可取。每次哺乳时可以试着从另一侧先开始，并且定期地按压这一侧乳房。如果这样还不管用，那么可能一段时间后，两侧乳房变得不一般大，还得注意防止哺乳少的那一侧乳房发生乳腺炎。

宝宝不想吃奶是因为什么

宝宝可能因为乳汁和乳房的气味，而不喜欢吮奶，比如妈妈吃的什么东西或者用的肥皂、香水什么的改变了乳汁的气味。也有可能妈妈的疲惫或焦虑导致乳汁量减少，或者宝宝被妈妈的情绪所感染。出现这种情况时，自己或与宝宝一起泡个舒服的澡，能帮助妈妈放松下来，而且妈妈和宝宝之间的身体接触能刺激乳汁的产生。

宝宝对食物的敏感性

母亲吃的东西都会影响乳汁，有时宝宝会不喜欢乳汁的味道，所以即使他已经很饿了，还是拒绝吃奶。有时宝宝会在哺乳的过程中哭闹，或出现皮疹、胃不适、便秘、不停地打嗝等现象，这都可能是因为母亲吃的东西不适合宝宝。每个宝宝都不一样，但有些食物过量往往更容易出现问题。

如何保存母乳

挤出的乳汁可以放置在冰箱内冷藏，注意要将冷藏的乳汁贴上标签，注明日期。

放置在冷藏室内的母乳大约可以存放 24 小时，零下 21℃冷冻可以储存 3 个月。

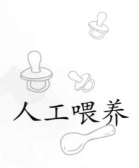

人工喂养

　　人工喂养给予宝宝的不仅是充足的营养，还有母亲对他的关怀和爱心。除母亲之外，父亲、其他家庭成员和朋友也都会关爱宝宝。尽管配方奶不像母乳一样能给宝宝提供抗体，但它里面同样含有成长所必需的营养成分。不论是从一出生就进行人工喂养，还是几天、几周、几个月之后开始的，配方奶都能给宝宝提供足够的热量、维生素和矿物质。而且吮吸奶嘴是一件相当好玩的事情。

人工喂养的装备

必需装备

奶瓶　至少需要 6 个容量为 250 ～ 280 毫升的奶瓶，这种奶瓶能用上 1 年。奶瓶要带有奶嘴、瓶盖，这些可以成套购买。随着宝宝慢慢养成了个人习惯，可以给他用不同颜色的奶瓶。主动给他换用不同颜色的奶瓶，要比等宝宝开始厌倦了再换更好。

奶嘴　奶嘴的外形和型号也不同。某些类型的奶嘴不会影响宝宝牙齿的正常发育。宽颈奶瓶的奶嘴在外形上和乳房比较相似。不管选用哪种，刚开始时，乳汁通过奶嘴的流速都比较慢。

清洁装置　买一把奶瓶专用刷，此外还得配备奶嘴刷。

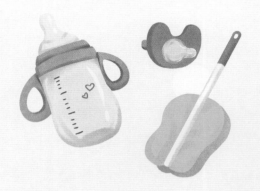

可选装备

✚ **消过毒的方便袋**　可以买那种配有一次性的、消过毒的方便袋的奶瓶。这种方便袋可以减少奶瓶中的空气，尤其适合患有腹痛的宝宝使用。

✚ **奶瓶冷却器**　用一个标准的野餐冷却袋，或者买一个专门用来冷却奶瓶的袋子，可供带宝宝外出的时候使用。

✚ **奶瓶加热器**　放在可以控制温度的加热器里加热几分钟，会让奶的温度适宜。

✚ **搅拌罐**　可以用一个专用的水壶准备好一天的牛奶，然后分装到奶瓶里饮用。

✚ **奶瓶干燥架**　可以把奶瓶和其他洗涤品分开的一个非常实用的用具。

清洁和消毒

　　宝宝的消化系统非常敏感，尤其是约 1 周岁时，很容易发生细菌感染，因此，对宝宝的餐具进行消毒尤为重要。

　　最好用专用的奶瓶刷和热的肥皂水来清洗奶瓶，而且每次都要把奶渍刷干净。洗奶嘴时要把内侧翻出来清洗，还要看看奶嘴有没有堵住。总之，所有东西都要彻底清洗，洗后还要进行消毒。如果奶瓶、奶嘴坏了，或者有磨损，就扔掉不要再用了，出现裂隙的地方很容易堆积污垢。

以下消毒方式并不适用于所有材质的奶瓶，详细消毒注意事项请参照奶瓶制造商提示。

✚ 煮沸消毒 把器具都放进有水的平底锅内，煮沸 10 分钟，需要用的时候再拿出来。但频繁的煮沸消毒会缩短奶嘴的使用寿命。

✚ 蒸汽消毒 蒸汽消毒不用化学试剂，消毒效果好，而且容量大，可以同时大批量进行消毒。每次只需花 10 ～ 12 分钟，而且消毒之后会自动关闭，几分钟之后就可以使用。当大人忙乱或者突然发现少个奶嘴的时候，常能解燃眉之急。也可以用标准的奶瓶蒸汽机，但是只能用来消毒奶瓶，而且要注意加热时间不超过 15 分钟。

✚ 化学消毒 要用冷水和化学溶液或可溶的片剂。每次消毒约 30 分钟，消毒后，器具还可以泡 24 小时。在用之前，确保消过毒的器具的每一部分都用冷却的开水冲洗干净。

✚ 微波炉消毒 有些奶瓶会配有可放入微波炉的专门消毒用具，但一般家庭大都不用微波炉进行消毒。

✚ 洗碗机 清洗奶瓶和奶嘴后，可以放到洗碗机里用热水消毒。

从出生就开始人工喂养

如果宝宝出生后就开始用配方奶喂养，这时乳房已经做好了哺乳的准备，却没有吮吸的刺激，可能需要一段时间才能适应。乳汁量会慢慢减少，但可能需要好几天的时间，而且妈妈会感到不适，尤其是乳房胀满乳汁的时候。如果乳房漏奶，建议穿一件支撑效果较好的乳罩，并要使用乳垫。

给宝宝喂奶的姿势

喂奶时宝宝喜欢紧挨着妈妈，或者躺在妈妈怀里，根据母子的需要调整位置，喂奶姿势越舒服越好。可以准备一张有靠背的椅子，妈妈坐好后把脚平放在地板上，把宝宝的头搁在妈妈弯着的胳膊上，这样不仅能托起宝宝的重量，还能和宝宝面对面喂奶。如果需要，可以给宝宝找个垫子。

喂奶时注意宝宝的位置

喂奶时奶瓶应该稍微倾斜，这样不仅能使奶液顺利流出，还能防止空气进入奶嘴。前面已经讲过，吃奶时吞下去的空气可能会使宝宝打嗝。当宝宝头部的位置比胃高时，能促进消化行。要注意观察宝宝吃奶的速度，在宝宝吃到一半的时候，或者吃完奶后，帮他拍嗝，把空气排出。

奶瓶安全

大人不在身边的时候，不要让宝宝单独和一堆瓶子玩，这不仅会增加宝宝窒息的风险，而且还剥夺了宝宝和大人进行亲密的身体接触的机会，也减少了宝宝从大人身上得到的关爱和安全感。

夜间进食

刚出生的8个星期，宝宝通常在清晨需要吃一次牛奶（从午夜到清晨六七点之间），晚上也需要吃一次（晚上10点左右）。应该尽量让晚上那一餐变得安静。

8个星期之后，宝宝可能就不需要清晨的那一餐了。宝宝的进食喜好和规律，部分是与自身的消化系统以及晚上的睡眠状况有关，一定程度上还要看妈妈如何引导。宝宝夜间会不会醒来吃奶，主要还是看白天吃得如何，睡得如何。

矫正宝宝的睡眠习惯

如果宝宝总是醒，但每次只吃 30 毫升左右的奶液，就应考虑一下他可能不是饿了，而是想要得到母亲的安慰。试着延长每次喂奶的间隔，如果他养成"放牧"式的进食方式，到晚上的时候也会这样，而且这样的坏习惯很难改掉。一般说来，如果宝宝的身体得到了所需的足够热量，在晚上因为饿而醒过来吃东西的可能性就不大。这并不是说宝宝不饿晚上就不会醒，只是如果知道他的确不是需要吃东西，可以用其他方式引导他继续安稳地睡觉。

外出时的喂养

如果宝宝需要外出，记得带上温水，准备足够的奶粉，或者把奶瓶放在冷却袋里冷却，要用的时候再用一壶热水或专门的加热器加热。不要把牛奶放在保温瓶里，这样很容易滋生细菌。可以买那种已经泡好的用纸盒包装的牛奶，宝宝喜欢喝常温的牛奶，这在外出时非常方便。但要注意的是，前 6 周宝宝不能饮用这种奶。

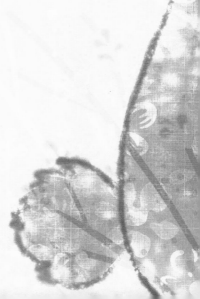

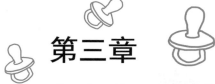

第三章

新生儿宝宝的第一个月

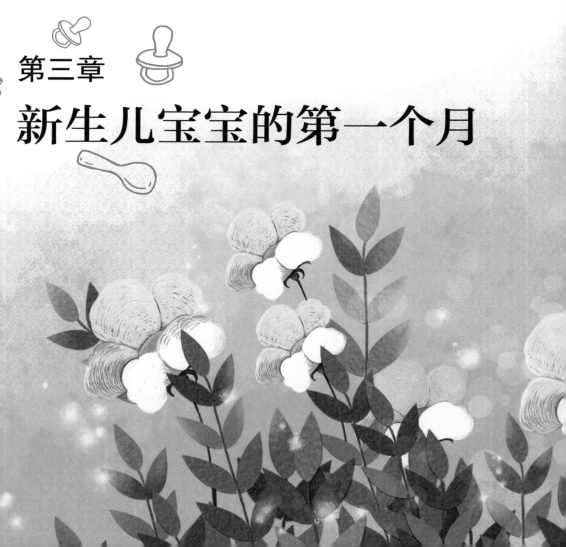

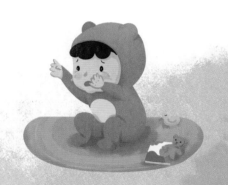

　　宝宝来到这个世界的第一个月会对周围的一切开始产生兴趣与好奇心，所以爸爸妈妈可以适当给宝宝一些感官上的刺激，帮助宝宝成长。宝宝这时会花大量的时间睡觉，所以爸爸妈妈此时可以试着去摸清宝宝的睡眠习惯。这段时间也要格外注意宝宝的体温、排泄、湿疹等生理问题，如果遇到特殊情况一定要及时向医生求助。

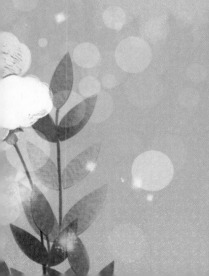

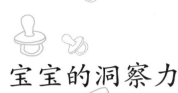

宝宝的洞察力

对宝宝而言，这世界就是感官的盛宴。他的嗅觉、听觉以及身体的触觉都相当敏感，但视觉仍有待进一步发育。在最初的 3 个月，宝宝所接触到的任何事物对他而言都无比新奇，随着大脑的发育和身体协调性的改善，慢慢地他会学着把见到的、听到的、感觉到的联系起来，如果缺少某种感官的刺激，宝宝就不可能健康全面地成长。宝宝需要父母长时间的哺养和照顾，人类的这种特点在所有的哺乳动物中是独一无二的。

好奇的宝宝

宝宝的注意力集中时间很短。如果他发现一个会动的物体，马上就会被吸引，但是一旦物体停下来，他的注意力也就转向别处。就像在魔术表演中，物体从出现到消失，变换相当快。如果是成人，可能就会想这些东西从哪来、到哪去，但是宝宝就不会想这些问题，他对所见的东西照单全收。前 1 秒钟可能还对着感兴趣的东西目不转睛扭动身体，踢踢小腿，处于兴奋当中，说不准马上就平静下来，即使他仍然感兴趣。宝宝的心智就像海绵，不断吸取外界信息。除了兴奋期，他也需要平静期来消化所见所闻。

从宝宝的角度看

和宝宝一起玩时，可以试着从他的角度来看周围的环境。他看到了什么，听到了什么，感觉到了什么呢？他是喜欢躺在母亲怀里，还是更乐于躺在小垫子上自己去探索外界呢？明白了这些，就能有针对性地为宝宝创造良好的环境。他喜欢去熟悉那些能引起他兴趣的东西吗？如果感觉腻了，他可能睡着或是安静下来，直到其他感兴趣的东西出现，也可能有挫败感，然后开始哭闹。有些日子里，他会安安静静的，消化一下从周围环境学到的新事物；也有些日子，他会处于兴奋期，需要一个多变的外部环境。

宝宝需要新鲜感

随着宝宝不断长大，应该经常更换玩具、图画，放一些颜色鲜艳的玩具在婴儿车里，让宝宝听听音乐，介绍一些新事物给宝宝。当大人做饭、淋浴、开车、洗衣服时，可以让他和大人一起做"发现"的小游戏，留心一下他在注意什么。等宝宝大一些了，如果可能的话，每天都带他到户外去走走。你会发现宝宝喜欢去哪些地方。没必要强迫自己，陪宝宝玩应该是生活中随时随地的一部分。

Tips:

用"妈妈语调"对宝宝说话

和其他妈妈一样，当你和宝宝说话时，会不由自主地使用"妈妈语调"：放慢语速，拉长音节，提高音调，声音悦耳。当宝宝听到这样的声音后，大脑就会接收到某种信号，来帮助他分析声音。如果你用"妈妈语调"说话，宝宝收到的信号就会增强。信号越强，他能收到的信息也就越多，学得也越快。如果不用这种语调，有可能会延缓他的语言学习。"妈妈语调"也会让你自我感觉良好。你可以边说边笑，而且由于你说得比较慢，还可以在说的过程中观察宝宝的反应。

刚开始用这种"妈妈语调"说话时，可能会觉得很不习惯，许多父母都需要相应的练习来适应。对宝宝而言，相对于说的内容，更重要的是你要看着他，并让他知道你是在对他说话，让他感觉到加入了你们的谈话。和宝宝近距离接触，你会发现他总是盯着你，并观察着你嘴巴的一张一合。在陌生的地方，你的声音往往能给宝宝带来熟悉的感觉。

不用担心和宝宝没话说。比如，给他换尿布时，你可以说点稍加评论的话，也可以和他说说明天有人要来看望你们。如果实在想不起来说什么，也可以和他聊聊墙的颜色、厨房、窗帘，以及他的手、鼻子、头发等。要是觉得开心，你还可以用宝宝的语言和他聊天"噢噢……啊啊……叭叭叭"，这都可以。这些词尽管没有实际意义，却可以增强宝宝对声音的辨别力。

等你完全习惯了和宝宝聊天之后，就可以问一些问题，比如："喜欢吗？""你觉得好看吗？""发生了什么事？"等，还可以表扬一番："干得不错，多舒服的一个澡啊！"宝宝会从你这儿学习到说话的艺术，很快，他也会用同样的方式对你说话。

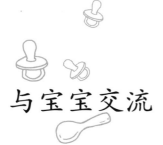

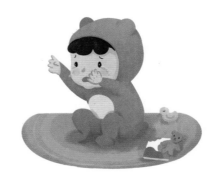

与宝宝交流

尽管宝宝刚出生时还不知道自己是谁，但通过声音和气味记住了妈妈。他的需要得到满足时，就会心满意足，否则，就可能嗷嗷大哭。宝宝从出生的那天起就是交际高手，他会"诱使"父母或其他照看他的人进入他甜蜜的小世界，并希望得到看护人的关注。宝宝们天生具有这种强大的本领。

重感情的小家伙

宝宝没有意识到自己出生后就已经是一个独立的人了，尤其是对母亲，宝宝认为自己和母亲还像十月怀胎时那样是一体的。宝宝希望得到所有需要的东西，却不知道很多时候妈妈很难猜透宝宝的心思。宝宝也非常期望跟妈妈待在一起。由于宝宝的大脑主要经过丘脑的情感中心来处理所见所闻，因此往往带有很重的感情色彩。

宝宝喜欢与妈妈交流

宝宝的交流欲望非常强烈，非常喜欢看护者和他近距离地相处、交谈。宝宝到4周左右，听到妈妈的声音时能想到妈妈，看到奶瓶时则想到该吃饭了。尽管宝宝还不能用肢体语言进行交流，但是总会通过一些其他方式，比如哭、神情紧张或放松让妈妈明白。

Tips：

交流游戏

✚ 有些宝宝较外向。在刚开始的几个月，宝宝会花一番心思向你要这要那。如果你满足了他的要求，他就会有一种满足感，然后开始注意其他东西。如果他总是得不到满足，就会影响他与人交往的自信心。这些得不到满足的宝宝往往比那些能得到满足的宝宝学东西要慢。

✚ 让宝宝参与大人们的谈话，告诉他你正在干什么或你们要去哪，可以给宝宝一种自己是大人生活一部分的感觉。这是你能给他的最基本的东西，能帮助宝宝学好语言并具有社交自信心。和其他的父母、孩子们在一起，也是锻炼宝宝社交能力的一种很好的方式，那些稍大的孩子将会是宝宝很不错的老师。

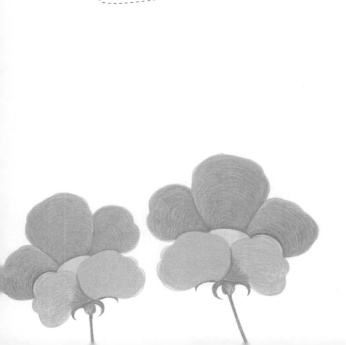
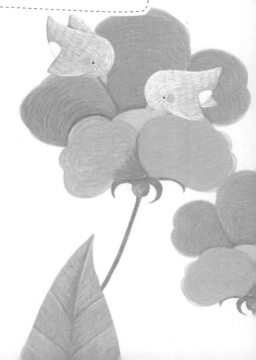

视觉

　　宝宝的世界和大人看到的截然不同。最初的时候，宝宝的大脑如同一张没有任何痕迹的白纸，外界的刺激会让大脑收到信号，从而根据这些信号建立对外界的印象。宝宝非常热衷于探索这个未知的世界。

　　到3个月底的时候，眼睛以及大脑视觉中枢的发育已经能让宝宝看清这个世界。宝宝刚出生时只能感应到光和模糊的形状，如今已能看清楚物体，并且喜欢抓他认为是自己的东西。对色彩的辨别力也是在这段时间形成的。

宝宝认识妈妈

　　怀孕7个月以后，胎儿能感受到太阳光或灯光照在妈妈腹部时光的强弱变化。在光的刺激下，宝宝会眨眨眼，看看所处的环境，然后闭上眼接着睡。出生后的宝宝能看清20～25厘米远，这个距离正好能让宝宝躺在母亲怀里吃奶，或是舒舒服服地休息时看清母亲的脸。除此之外，宝宝还能辨认出颜色和形状的变化，并且能够大致感觉出哪些是人类的活动。

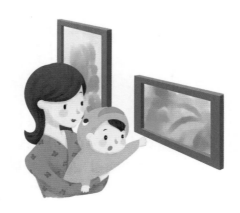

宝宝的学习来源于模仿

宝宝大脑里有一处特别的区域，让他对人脸尤其痴迷。他会逐渐彻底地把妈妈的脸部研究个透，从妈妈的发际、眼睛、眉毛到嘴唇，然后深深地印在脑海里，而且这也是未来一段时间中让他最为感兴趣的东西。接着，再长大一些后他会模仿你说话的语气、口形以及眼神等。

宝宝喜欢鲜艳的色彩

宝宝喜欢注意会动的物体，以及对比强烈或有影子的任何东西，还有黑色、白色、黄色、红色等有助于他视觉发育的东西。这些东西对宝宝的眼和脑是一种很好的练习，有助于他们区别不同的事物。

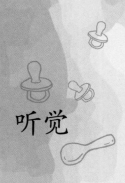

听觉

刚出生的宝宝对声音还是处于迷茫状态。刚开始时，他根本不知道不同声音代表着什么意思，家人的声音和各式各样的噪声一样，如关门声、汽车声、音乐声、拍球声甚至敲他头的声音，对他来说没有任何区别。但是，慢慢地，他就会发现声音从何而来，并排除一些噪声的干扰。到 3 个月底的时候，宝宝已经能对不同的说话语气和方式做出回应了，他还能模仿大人说话。

宝宝最熟悉的声音

从孕期 15 周开始，胎儿就能在母亲体内听到各种各样的声音，因此，等到宝宝出生时，听觉已经发育得相当完善。这个世界对他而言充斥着各种频率的声音，但是他可能只对父母的声音还有怀孕晚期听得多的音乐感到熟悉。

帮助宝宝进行听力练习

宝宝对轻快的"妈妈语调"特别感兴趣。刚开始时，他只能找到位于面前的声源，并被它吸引。随着母亲和他的谈话越来越多，有时是面对面的，有时是他躺在母亲怀里，这种从不同角度发出的声音对他来说是一种不错的听力练习。

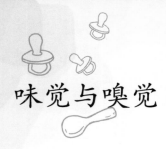

味觉与嗅觉

宝宝的味觉和嗅觉联系密切，如果没有这两种灵敏的感觉，宝宝接触到的将是一个到处都是模糊影像和奇怪噪声的世界。宝宝经常用小嘴去感知外界事物，他的小嘴比手和手指更灵敏。

妈妈的怀抱给我安全感

宝宝的舌头和嘴唇发育较早，由于羊水的变化，在母亲体内就已经体验了各种味道（酸、甜、苦、咸），因此出生后，婴儿不仅嗅觉灵敏，而且非常喜欢母亲初乳的芳香。出生后5天左右，宝宝就能识别出母亲的体味，并且通过灵敏的嗅觉来辨别所在的地方。他喜欢舒舒服服地躺在母亲怀里，母亲的体味会带来一种安全感，相比之下，他对父亲的怀抱就没那么感兴趣了。

Tips:

味觉和嗅觉小提示

✚ 尽可能地多抱抱宝宝，肌肤之亲能增进母子之间的情感。

✚ 宝宝主要靠嗅觉来认人，也是通过嗅觉来判断周围环境是否安全和熟悉，因此要有这样一种意识：气味对宝宝而言比对成人更重要。

✚ 在陌生的地方要抱好宝宝，最好带一床他熟悉的小毯子在身边，这样会给他一种安全感。

✚ 如果厨房的气味太呛，要记得把窗户打开，因为宝宝的嗅觉比大人灵敏。但是也没必要把宝宝和所有陌生的气味隔开。每一样事物、每一个人都有自己特有的气味、外观和声音，给宝宝发现的机会，你会发现他能从中找到无穷的乐趣。

✚ 不要吝惜让宝宝认识新气味——在秋天的树林里，能闻出风的味道，与树挨得更近一点的话，还能闻出树皮的味道。如果经过一家西饼屋，不妨进去，让他闻闻新鲜出炉的糕点的味道。洗衣服时，也不妨让他闻闻湿衣服的味道。

✚ 等宝宝开始喜欢吮吸东西的时候，记住给他玩没有危险的东西。实际上，他能从家里的很多东西中找到乐趣，比如木质的汤匙、天鹅绒、丝质的垫子、粗斜纹棉布或灯芯绒的裤子，还有纸板等。

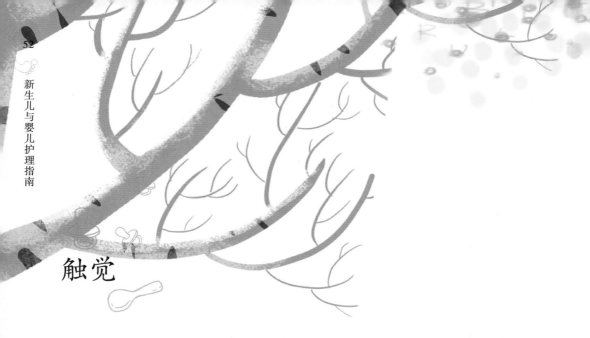

触觉

皮肤是从外胚层发育而来的，从同一组织发育而来的还有大脑和神经系统，因此，通过抚摸可以促进宝宝的大脑发育。

关键的"怀抱期"

前 3 个月通常是"怀抱期"，拥抱的体验对宝宝而言非常重要。触摸对宝宝的正常发育不仅非常必要，还可以鼓励他信任母亲，加深母子之间的感情。更重要的是通过接触，宝宝体表的细菌会进入母亲身体并产生抗体，抗体再通过母乳进入宝宝体内防止发生感染。

宝宝喜欢温暖的触感

怀孕期间，子宫为胎儿提供了全方位的保护。到出生时，触觉是宝宝所有感觉中发育得最为完全的。他能感觉出母亲的爱抚、温暖舒适的小毯子以及给他带来愉快感觉的肌肤之间的接触。他会通过脸颊的触觉来寻找母亲的乳头，还会本能地通过手的触摸来了解母亲的身体。记住，即使是刚出生的宝宝也需要得到爱抚。

新生儿的反射行为

巴宾斯基反射

由脚跟向前轻划新生儿足底外侧缘时，他的拇趾会缓缓地上翘，其余各趾呈扇形张开。宝宝开始走路后，该反射会自然消失。

呼吸反射

一接触到温度较低的空气，宝宝的皮肤感觉到凉意，就会自主地开始呼吸。出生后前6个月左右，宝宝的呼吸还不是很有规律性，但具有自主性，不需要通过神经控制就可以自由地呼吸。

潜水反射

宝宝有着非常强烈的生存本能，当他感觉到有水时，在潜水反射的作用下，喉咙会迅速闭合。这是一个纯自然的反射过程，说明水中分娩是安全可靠的，宝宝在水里游泳也是没有问题的。至于该反射能持续多长时间，科学界尚无定论，也许是6个月，也许是更短时间。但是一旦被激活，会持续更长的时间。

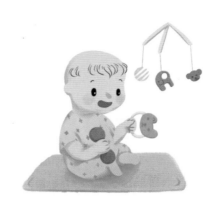

抓握反射

把手指或者小物品放在新生儿宝宝的手掌时，他会紧抓不放。到了 2 ～ 4 月，宝宝开始有意识地抓取东西。到第 9 个月时，宝宝完全具有了控制能力，可以随意抓起东西，然后再扔掉。

莫罗反射（惊跳反射）

突如其来的刺激，比如突然出现较响的声音、强光或者突然触摸宝宝、突然移开头下面枕着的物体，都会引起莫罗反射。出现莫罗反射时，宝宝的双臂伸直、手指张开、双腿挺直、双眼圆睁。这是对危险的一种条件反射，出生 3 个月后会逐渐减弱，8 个月后将完全消失。莫罗反射多见于男婴。

跖反射和掌反射

轻划足底外侧缘，宝宝的足趾会出现屈曲的动作。如果你用嘴亲吻，他的足趾会向着你的嘴唇屈曲，同理，如果你向宝宝手掌的尺侧（即靠小指的一侧）施压，也会发生相似的反射。我们可以利用该反射给宝宝喂奶：当他不愿意吮吸乳头时，你可以轻轻地挤按他的手掌，他就会张开小嘴，不过这种方法只有在他清醒时才能见效。

觅食反射

用手指或乳头抚弄一下宝宝的面颊，他就会转头张嘴，做出吮吸的动作。把他抱到母亲的胸前，他就会主动地把头转向乳头。觅食反射一般在产后 4 个月消失，不过在他睡着时，可能还会把头偏向妈妈的那一侧。

踏步反射（步行反射）

踏步反射是与生俱来的本能反应。握持宝宝的腋下呈直立位，使其一侧的小脚踩在桌面上，这时宝宝会将足底平放，下肢屈曲然后抬起，再放下，这一系列的动作类似迈步，称为踏步反射，一般持续 4 ~ 5 次。数周后，随着宝宝对下肢的自制力增强，踏步反射会逐渐消失。

吸吮反射和吞咽反射

宝宝在子宫内就开始练习吸吮了，他抓取物品、做吸吮动作时，力道是很足的。不过，要真正熟悉母亲乳头的形状，并且把乳汁吸出来，宝宝一时半会是学不来的。等他适应了边吃奶边呼吸时，就会发出有规律的吮吸声。

新生儿的睡眠

宝宝的吃和睡总是齐头并进的，在宝宝出生后的前 4 个星期，大部分的时间都在吃和睡。每次都吃得不多，但吃的次数很多，而且睡觉时会有规律地醒来，宝宝时时刻刻都在成长，即使睡眠中，身体、大脑也不会停止发育。他 80% 的睡眠时间是用来做梦、探索世界以及在这种潜意识的状态下，重新体验清醒时的经历。

宝宝的睡眠规律

宝宝睡眠的习惯是最让父母头疼的事。最主要的原因是，宝宝的睡眠时间短而且会频繁醒来，很少有那种连续长时间的睡眠。刚开始的时候，宝宝在晚上醒来两次甚至更多是很正常的，随着宝宝逐渐成长，醒来次数会逐渐减少。有些宝宝在 6 个星期的时候，就已经开始进入成人的睡眠模式，也就是大部分睡眠时间在晚上，白天会小憩 2 次。但也有很多宝宝并不这样。

宝宝的睡眠模式

刚出生的宝宝一般每天会睡 16 ~ 19 小时，醒过来 2 ~ 3 小时，吃奶后有时会小睡上不到 1 小时。尽管有些宝宝睡得比这还长，晚上的时候甚至可能睡上 8 ~ 10 小时，但是很少有一次睡觉超过 5 小时的情况。只要宝宝健康，这些都是正常的。

宝宝白天通常需要睡上 2 ~ 5 小时，而且在傍晚或者早上醒来的时候比较清醒。等你逐渐了解宝宝，就会发现这一规律，还能辨别出他疲惫的一些迹象，比如哭泣、打哈欠、眼睛肿胀、眼皮低垂等。

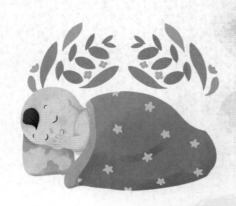

宝宝的睡眠习惯

宝宝正在形成自己的睡眠习惯，也就是说如果他是在吃奶之后被哄入睡，或者是含着奶嘴入睡，那么下次醒来后，也同样需要大人哄他或者含奶嘴才能睡着。也可以帮宝宝养成自己入睡的睡眠习惯，晚上醒来之后让他自己就能睡着。一个健康的宝宝晚上会醒来很多次，但 90% 的情况下会继续入睡，即便只偶尔有那么两三次可能睡不着，这对宝宝和父母来说都很棘手。

舒适的睡眠

有些宝宝习惯在自己的小床上或摇篮里入睡，而有些宝宝离开母亲的怀抱后需要安抚一会儿才能睡着。你可能非常喜欢让宝宝躺在怀里睡觉，甚至每次都和他睡一张床，沉浸在由此带来的幸福感觉中，但是让宝宝躺在你怀里睡觉的时间，只能持续几个星期。

睡眠安全不可忽视

✚ 让宝宝采取仰卧的睡姿，以减少发生婴儿猝死的概率。

✚ 即使宝宝很小，也有可能把没掖好的床单或毯子弄到脸上，因此睡前要检查一
下，以免有东西盖住宝宝的小脸。

✚ 用棉法兰绒的床单或涤纶纤维织的毯子。尺寸合适的床单不容易起皱，宝宝会
觉得更舒服。

✚ 在宝宝的枕头下垫一块布或者小床单，不仅能接住宝宝的口水或呕吐物，而且
清洗起来也方便。

✚ 除了宝宝的衣服，床上可以铺 4 层床单或毯子，但不可超过 4 层（宝宝的衣服
不应多于一件内衣和一套婴儿连身服）。数一下包裹的层数以及床单和毯子，
热的时候可以随时减掉几层。不要用棉被或羽绒被。

✚ 保证床垫表面平整，并且要有一定的硬度，千万不要太软，这样有助于宝宝的
脊柱发育。

✚ 如果你和宝宝一起睡，要注意你的体温会使他过热，因此，给他少盖一点。过
热对宝宝而言是非常危险的。

✚ 宝宝有时会把毯子踢开，但是又不会自己盖回去，因此，你要经常看他有没有
踢被子，还要根据外界的温度调整被褥。刚开始的 3 个月，宝宝产生的热量少，
如果你把他从被窝里抱出来喂奶或者他被冻醒，可以抱紧他，让他尽快暖和起
来。如果他老是踢被子，把自己弄醒，可以试一试睡袋或者婴儿睡袍。但是要
注意这些东西都做了隔热处理，因此，无须再盖其他的。如果宝宝和你一起睡，
一般不会太冷，而是觉得太热。

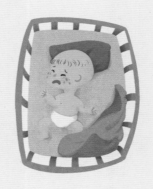

亲爱的宝宝，你在哭什么

　　哭是宝宝想让看护者知道他的感受和需要，最为大声的一种表达方式了。哭是一种很自然的方式，哭能加速宝宝的心跳，使母亲对他有所关注，如果是母乳喂养，还可刺激乳汁分泌。当宝宝哭泣时，母亲不会视而不见，母亲对宝宝哭的反应也是一种本能。

宝宝在哭什么

　　与其他行为一样，哭不仅是一种反射，也是个性的一种反应。总的来说，把新生儿哭的时间累积起来，每天有 2 ~ 4 小时。通常哭是一种信号，表示"我饿了""我想睡觉""我需要一个拥抱"等，这是情感的一种自我表达方式。

宝宝为什么一直哭

　　哭是宝宝一种最急切的交流方式，因为哭能马上引起大人的注意。不管他是因为饿了、累了、不舒服了、生气了还是觉得无聊了，都希望大人能关注他，也需要大人能了解他的需求来适应他。当他哭的时候，会让大人知道哪些是他喜欢的，哪些是他不喜欢的；哪些是能忍受的，哪些会让他觉得不舒服；以及他有多看重大人的爱和关怀。如果他想要安全感，就会频繁地吸引大人的注意。如果某一天他过得很顺心，很满意身边的人和事，也会通过触摸、移动身体和眼神交流来表达。

Tips:

宝宝会为什么而哭

交流

➕ 所有的宝宝都会哭——这是他们交流的一种方式。

➕ 希望别人抱——在妈妈肚子里的时候就相当于一直被抱着。

➕ 可能是累的信号。

➕ 释放内心的恐惧，这种恐惧可能来源于出生时的经历。

饥饿和消化

➕ 饥饿是最常见的原因。

➕ 消化不好或者是打嗝。

➕ 腹痛。

发生了什么

➕ 感觉太冷或太热、尿布太干或太湿，或者衣服被滴落的乳汁弄湿，宝宝都会哭。

➕ 反映了家庭中的紧张、焦虑或者不愉快。

➕ 感到无趣，希望来点刺激的。

➕ 需要释放一下被压抑很久的能量——游泳或者按摩都可以。

➕ 很多宝宝会在特定的时间哭（通常是在晚上）。

疾病

➕ 宝宝在生病时的哭泣看起来像是在呜咽，并且心情烦乱，可能需要看医生。

➕ 如果宝宝感觉很痛，也会大声哭泣。

安慰宝宝

大人只有试着从宝宝的角度看待问题，安慰他的时候才能更加得心应手。是饿了还是不舒服了？是消化不好吗？考虑一下可能的原因，温柔地和他交流，对他的感受要有所回应，比如："我知道你很生气，我能理解你""是肚子不舒服吗？我现在就来帮你""别害怕，我会抱着你的"。他可能听不懂大人的话，但会注意到大人说话的语气，知道大人待在身边陪着他。如果不是因为饿，尿布也干净整洁，又打完嗝，且确定哭不是因为哪儿疼，最好的方法就是和他待在一起，抱着他，陪着他，做个好听众，关怀他，接受他情绪不好的时候，这是养育宝宝不可缺少的一部分。

安慰自己

除了睡眠时间减少之外，几乎所有的父母亲都会认为，安慰哭泣的宝宝是抚养生涯中最具挑战性的事情。哭会刺激各种各样的感觉，也非常累人，此外还会带来噪声，让母亲的心脆弱敏感，使母亲有挫败感、负罪感，还有不安。选择既能安慰宝宝，又能让母亲放松的方式，对母子俩都有好处：比如和宝宝一起在加了薰衣草油的水里泡泡澡，在他经常哭的时间点提前半小时给他按摩，或者播放喜欢的音乐，母子俩一起踩着音乐跳舞，等等。对待宝宝要坦诚，母亲会惊讶地发现，和宝宝敞开心扉是一件多么容易和轻松的事，比如说出心里话："我感觉进了圈套，受到了打击，疲惫而且蓬头垢面，但是我知道你没法帮我。"母亲们要记住，支持就在你的身边，这些支持可能来自于你的丈夫、母亲或者其他亲朋好友。在儿科或者一些母婴中心里，你会遇见跟你有着相似经历的人们，你可以向他们倾诉，交流经验。如果随着时间的推移，情况还没有好转，就要打电话给你的医生或告诉家人你的感受。

有些宝宝特别爱哭闹

照顾爱哭闹的小孩是一件令人沮丧的事，但是 1 个月以后一般都能慢慢适应。你一定要相信宝宝越大，会哭得越少。要知道，宝宝哭是一件很平常的事情，而且哭的间隔会一天比一天长。

宝宝特别爱哭也可能是健康状况出了问题，需要参考一些建议，想一些补救的办法。

事实上，宝宝哭并不意味着母亲做得不好。尽可能多地接受他人的帮助，试着定期和其他妈妈们会会面。可以从当地的儿科诊所、母亲、有关哺育宝宝的社团、全科医生、儿科医生或者其他团体那里得到帮助。

尽管宝宝在公共场合哭是一件令人尴尬的事情，但是不要把宝宝抱开，把自己和宝宝孤立起来会更加糟糕。其实周围的很多人都已经为人父母，他们会理解这种事的，宝宝哭是一件很寻常的事情。

有些宝宝会比其他宝宝爱哭，大概他觉得出生时的经历，以及要生活在这个世界上令人不安。针对这种情况，要慢慢地给宝宝介绍新的人和新的事物，让他在心理和身体上都有一种被保护着的安全感。有些宝宝则非常活泼，喜欢刺激和长时间放松心情。

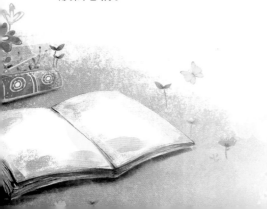

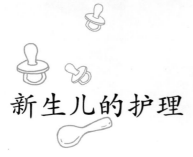

新生儿的护理

照顾刚出生的小不点，会带给母亲惊喜、快乐，以及那种爱的幸福感觉，除此之外，还会有迷惑和不解。不过，和其他所有父母亲一样，你也很快就能学会怎么照顾宝宝。刚开始时，如果宝宝哭闹不停，需要查看一下尿布是否湿了，宝宝是不是有其他不适。不久之后，看着宝宝躺在你怀里，或者含着你的乳头吮奶，你会觉得非常自然，照顾宝宝会成为你的习惯。几个星期过后，你和宝宝会越来越熟悉，你将着手日常的一些事物，如穿衣、喂奶以及如何使宝宝一天一个样，而不去考虑原先那些让你烦恼的细节问题。

保持小宝贝的清洁

宝宝身体的重要部位要保持清洁。每次换尿布时，都要擦干净肛门。还要用温水蘸湿棉布，轻轻地把他的小脸擦干净，然后再用另一块棉布把小嘴、鼻子、眼睛和耳朵擦干净。尤其要注意保持颈部的洁净，因为颈部的皱褶很容易堆积喂奶时滴落的乳汁和残留的呕吐物。还要擦干净其他可能堆积脏东西的地方，如腋窝、耳朵后面、大腿根部、手掌等。不要去擦那些有自我清洁功能的"出口"，如鼻孔和外耳道，这些部位很容易弄伤。

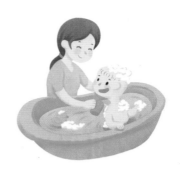

宝宝要洗香香啦

如果宝宝喜欢水，洗澡将会成为他一天当中非常美好的事情。也有的宝宝不喜欢洗澡，洗澡时会生气地尖叫、吵闹和踢腿。宝宝刚出生后的几个星期，除非不小心被乳汁、呕吐物、粪便弄脏身体，没必要每天都给他洗澡。如果宝宝不喜欢洗澡，每次都应该尽可能快地给他洗完，即使只洗了 1 分钟也可以，等他慢慢地熟悉水之后，会喜欢在水里的感觉。

给宝宝洗澡最轻松的姿势是，把他的头放在大人的左前臂，把大人的手放在他的胳膊下面，环抱着他的上身。如果宝宝能抓住大人的手指头，并且能感觉到大人的手在背后托住他，他会觉得很安全。

如何帮宝宝清理脐带

肚脐眼上用线缠着的那段短粗的棕色脐带，并没有神经分布，因此，宝宝不会感觉到疼，在他出生后的 2 个星期左右，通常都能自行愈合。护理这个特殊部位并不困难，最好的办法就是不用对它进行特殊照顾，即使洗澡时肚脐碰到水也没有关系。平时闻起来会有一点点的臭味，属于正常现象，因为皮肤表面的细菌是帮助脐带残端脱落的。

脐带发生感染的症状有：很重的臭味、表面潮湿或者有渗出，这时候要去医院请医生处理。如果没有出现这种情况，不要用手碰它，即使看起来好像快要脱落了也不要去碰，因为它会自行脱落的。必要时把尿布的一端往内翻折一下，免得摩擦到肚脐，洗完澡之后，要把肚脐擦干。用不了多久，宝宝就会有一个非常完美、漂亮的肚脐眼了。

宝宝洗澡组图

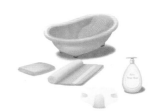

❶ 洗澡前的准备：澡盆、毛巾、婴儿沐浴露、浴巾、干净的纸尿裤

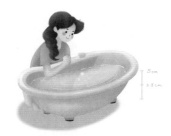

❷ 在澡盆里注入温水，水位为 2.5 ～ 5 厘米。用手肘测试水温，不能太热

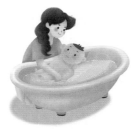

❸ 脱掉宝宝的衣服并轻轻地把他放进澡盆里，用一只手支撑住他的头和脖子

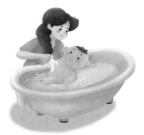

❹ 洗澡过程中要一直用一个小杯子轻轻地将温水泼到宝宝身上，这样宝宝才不会觉得冷

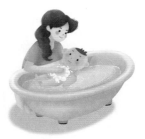

❺ 用一块干净的毛巾或者海绵轻轻地将沐浴露涂在宝宝身上，用杯子泼水将沐浴露冲掉

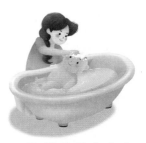

❻ 最后再洗宝宝的头发

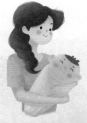

❼ 轻轻地将宝宝抱起来，用浴巾把他包裹起来擦干身上的水

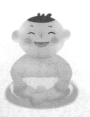

❽ 给宝宝穿上衣服和纸尿裤，用梳子梳一下宝宝的头发

帮宝宝换尿布

换尿布的次数主要取决于宝宝的饮食、皮肤的敏感度，以及消化功能。如果尿布让宝宝不舒服了，他会"告诉"照看自己的人，而且不久之后他就会形成自己的日常习惯。

宝宝出生后的前几个星期，建议每天换 6 ~ 10 次尿布，大约每隔 3 小时换 1 次。如果不小心在尿布上弄上了粪便，应该马上换新的。不过宝宝通常要花上约 5 分钟才能排完大便，因此，不要以为立刻换上干净尿布之后就万事大吉了，而应该等他把大便排干净了，再换尿布。

宝宝的第一次排泄

宝宝在出生以前，肠内充满了黏稠的、黑绿色的胎便。有些胎儿在子宫内时就会把胎便排出，而有些则要在出生后才会排出。大多数新生儿会在出生后的 48 小时内开始第一次肠蠕动。如果宝宝出生 48 小时之后还没有开始排便，医护人员就会为宝宝检查是否有肠梗阻现象。

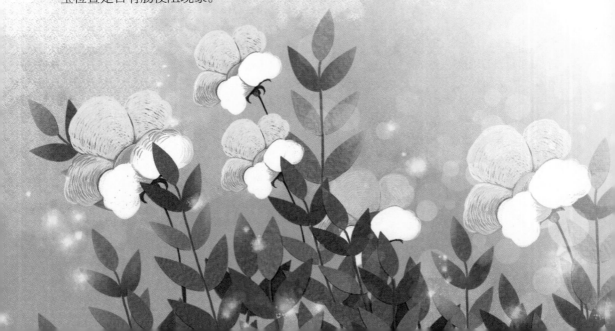

宝宝的大便是什么样的

母乳喂养的宝宝很快就会开始排便，大便的颜色从亮黄色到浅绿色都有，大便通常比较稀，气味比发馊的牛奶稍重。有时大便里还混有黏液（尤其是当宝宝得了感冒时）或者凝固物。人工喂养的宝宝大便比较黏稠，颜色较深，气味也比较重。

有时换完尿布还不到 2 分钟，宝宝就又拉了，有时隔三四天才拉 1 次，只要宝宝身体健康，这两种情况都是正常的。

如何给宝宝换尿布

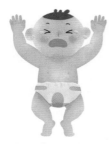 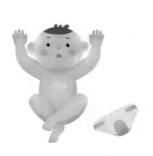 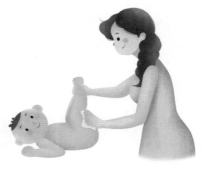

❶ 要时常注意宝宝是不是应该换纸尿裤了

❷ 摘掉宝宝已经弄脏的纸尿裤

❸ 用婴儿湿巾轻轻擦干净宝宝的小屁股

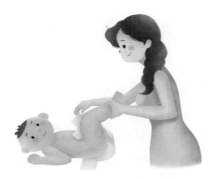 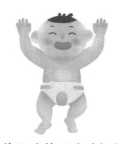

❹ 将新的纸尿裤垫在宝宝屁股下面，调整好位置

❺ 将纸尿裤两边的松紧贴贴好，注意不要太紧

便秘和腹泻

如果宝宝好多天都没有排便，或者拉出来的是硬结的大便，可能是便秘了。便秘情况主要发生在喂奶粉的宝宝身上，可以给宝宝喂点益生菌来缓解便秘，如果不奏效，就带着宝宝去看医生吧。

如果每次拉的都是稀软的大便，症状有点类似腹泻，注意把弄脏的尿布装在一个塑料袋子里，带给医生做检查，看是否有肠道感染。出现这种情况也不用太担心，很快就能好起来的。但是，如果宝宝出现嗜睡、发烧或者呕吐等症状，就得马上去医院。

尿液

健康的婴儿排尿很频繁，如果在喂奶 2 小时之后，发现宝宝的尿布还是干的，就得注意了。宝宝不排尿的原因大概有两个：一是天气炎热，身体的需水量比平时多；二是发烧。此时宝宝想喝多少水就让他喝多少水。如果宝宝过会儿排尿了，就说明没问题。如果尿液颜色深而且浑浊，说明还需要喝更多的水。

尿布上的分泌物

出生不久的女孩阴道经常会排出白色黏液，有时还混有少量从阴道里出来的血迹，这是宝宝出生后，其体内来自母体的激素量减少的缘故，并不是身体出了问题。不管是男孩还是女孩，刚出生后的几个星期，尿布上都可能会留下粉红色的污迹，看起来好像是混合的血迹和尿液，实际上这些污迹不是血液，而是一类粉红色的称为尿酸盐的化合物。

给宝宝穿衣服

大多数宝宝都不喜欢脱衣服，一方面是因为脱下暖和的衣服后就得接触冷空气；另一方面是在脱衣服的时候，胳膊和腿很容易被挤压。因此，给宝宝脱衣服的时候，动作应该尽量轻柔，减少给宝宝带来的不舒适。可以让宝宝仰卧在暖和的台面上，轻柔、迅速地给宝宝脱，应先用拇指把衣服撑开，这样宝宝的脖子才能穿过。记住，一定要把衣服撑起来，不能盖在宝宝的脸上，并且要用手护住他的头，不能让衣服遮了他的前额和鼻子。

宝宝也是需要剪指甲的

宝宝的指甲可能很锋利，可以给他戴上手套来防止他抓伤自己。但是戴了手套之后，宝宝就不能像不戴手套时那样"研究"自己的小手了，也不能吮吸自己的小手指头了，更不能感受小手和母亲皮肤接触的那种亲密感了。

等宝宝的指甲开始变硬之后，可以用专门的婴儿剪刀给他修剪指甲，这种指甲刀形态小巧，而且前端是圆的，不会弄伤宝宝。

别让宝宝太热

太热时宝宝会以自己的方式表达：两颊通红、出汗，还有可能哭闹。太热通常是由于亲密的身体接触、室内温度过高、穿得太多或者盖得太多等多种原因引起的。可以通过减衣服、少盖一层毯子帮助降温，也可以把宝宝抱到室温低的房间内，但要注意温度不能一下子降得太快。

天热时，给宝宝穿件汗衫就够了，尽量避免阳光的直射，待在凉快的地方，也可以使用其他遮阳的工具。如果在车里，车内温度太高的话，要让宝宝待在凉快的地方，把车窗打开一点，挂上一条湿毛巾或者湿布，即刻就能起到降温的作用。

宝宝可别着凉

如果觉得宝宝冷了，先抱抱他，你的体温很快就能使他暖和起来，而加盖一条毯子却并不一定能起到同样好的效果。

宝宝出现以下表现，就可能是着凉了：不正常的快速呼吸、哭闹、脸色苍白、胸前和背后冰冷等。3个月前的宝宝颤抖机制还没有完全建立起来，即使冷了一般也不会颤抖。这也是宝宝冷了不能自己暖和过来的一个原因，颤抖能使身体的肌肉表层活动起来，从而提高身体的温度。把宝宝抱到暖和的环境下，通常很快就可以缓过来。

注意宝宝的体温

宝宝冷到一定程度的时候，反倒会表现得很安静(因为已经没有多余的力气哭了)，他可能静静地、一动不动地躺着。如果把他抱到一个暖和的地方，吃点能使身体暖和起来的东西，他的反应还是很热烈的。如果冷到一定的程度而没能及时采取保暖措施，很可能伤害到宝宝的身体，甚至可能出现危险。万一真的出现这种情况，宝宝手和脚都会变成粉红色，神态懒散，反应迟钝，这是新生儿冻伤的表现，需要立即送往医院。

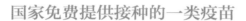

国家免费提供接种的一类疫苗

出生时	卡介苗、乙肝疫苗（基础）
1 个月	乙肝疫苗（基础）
2 个月	脊髓灰质炎疫苗（基础）
3 个月	脊髓灰质炎疫苗、百白破疫苗（基础）
4 个月	脊髓灰质炎疫苗、百白破疫苗（基础）
5 个月	百白破疫苗（基础）
6 个月	乙肝疫苗、A 群流脑疫苗（基础）
8 个月	麻疹疫苗、乙脑疫苗（基础）
9 个月	A 群流脑疫苗（基础）
1.5 ～ 2 岁	百白破疫苗、麻疹疫苗、乙脑疫苗（加强）
3 岁	A 群流脑疫苗（加强）
4 岁	脊髓灰质炎疫苗（加强）
6 岁	百白破疫苗（加强）、乙脑疫苗、A 群流脑疫苗（加强）

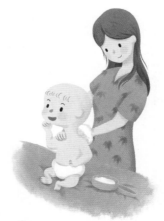

新生儿常见问题与解决方案

尿布疹

如果尿布疹是由尿液引起的，可以勤换尿布。洗尿布时，可以通过多次漂洗或改用中性洗涤剂来减轻洗涤剂对宝宝皮肤的刺激。为了减少尿布中存留的氨含量，可以在漂洗尿布时加入半杯醋。如果尿布疹已经出现，应该在洗完臀部后抹宝宝专用的祛除尿布疹的药膏，并且尽量让臀部与空气接触，不要总是捂着，更不要让宝宝的臀部长时间包裹在已经尿湿的尿布里，要尽量保持臀部干爽，这时更适合用纸尿裤。

新生儿皮疹

有些新生儿在第一周发生特征性皮疹。宝宝四肢的皮肤会出现红斑样的皮疹或者白色的脓包。此类皮疹无须治疗，可自行消失。

痱子

痱子是一种在闷热天气里容易出现的皮疹，尤其容易发生在包裹太严的宝宝身上。痱子经常出现在宝宝肩上和颈部，是一串串细小的粉色丘疹，干燥时会变成浅褐色。出痱子会让宝宝感觉很难受，要避免宝宝出痱子，还要注意避免出现严重的发热现象。

脐炎

脐炎是由于没有愈合好的脐部残端感染了细菌，或因脐部清洁不力造成的急性炎症。轻者脐部及周围皮肤轻度红肿，伴有少量白色或黄色脓性分泌物；重者红肿发硬，伴有很多脓性分泌物，且有臭味。脐炎可以向周围组织扩散，引起蜂窝织炎、腹膜炎以及败血症等，危及宝宝的生命。平时应注意保持宝宝脐部的干燥卫生，洗澡之后要用75%的酒精擦拭脐部。如果发现宝宝脐周皮肤发红，可以每天用酒精擦拭脐部2~3次，直至皮肤颜色恢复正常。严重者应尽快到医院接受诊治。

脐部出血

宝宝脐带于出生1周后开始脱落，在脱落前脐部可能有少量出血或渗液，这都是正常的现象，只要出血不多，就不必担心。每天给宝宝洗完澡后，用棉签蘸75%酒精擦干宝宝脐部，保持干燥即可。如果出血量多，应立即用无菌或干净纱布压住脐部，尽快到医院就诊处理；如果渗液偏多，可以在擦完酒精后撒一些脐带粉；如果脐周发红、渗液呈脓性时，除脐部护理外，应在医生指导下使用抗生素。

脐疝

脐疝是脐部周围的肌肉发育薄弱，腹腔内脏器透过肌肉到皮下所致。脐疝大小不一，直径通常为1~2厘米，偶尔有3~4厘米者，早产儿、低出生体重儿较多见。一般宝宝哭闹、便秘、全身使劲时脐疝凸出明显，安静、睡眠时凸出减轻或消失，有时可以用手指压迫脐疝凸出部位使之消失。6个月至1岁之内的宝宝腹部肌肉逐渐发达，脐疝可逐渐变小并自然闭合，预后良好。脐疝较大或2岁以上仍未恢复正常者可通过手术治愈。手术比较简单，对宝宝没有太大损伤。

生理性黄疸

生理性黄疸一般出现在产后 2~3 天，皮肤黄染从宝宝的面部开始，逐渐波及胸、腹及四肢上端，呈浅黄色，皮肤红润、有光泽，一般出生 7~14 天自然消失。早产儿生理性黄疸会更重一些，要 7~21 天才可消退。生理性黄疸不需治疗，提早开奶及频繁喂奶可使黄疸程度减轻，消退速度加快。如果皮肤黄染在产后 24 小时之内出现，或皮肤黄染波及手、足，甚至巩膜，说明黄染已经超出了生理性黄疸的范围，应及时抱宝宝到医院诊治。

母乳性黄疸

母乳性黄疸是由于母乳喂养而导致的皮肤黄染。母乳性黄疸目前多用排除其他疾病法和试停喂母乳的方法进行诊断。如果停用母乳 3~4 天后皮肤黄染仍然消退不明显，应尽快到医院做进一步检查。

嗓子发响

有些父母会发现，出生不久的宝宝在呼吸时，嗓子会发出一种吱吱的响声。特别是在啼哭或发怒时，这种响声会更明显，安静时稍好一些。这时宝宝的啼哭声不嘶哑，也不发烧，吃奶也很正常，精神也很好。

之所以出现这种吱吱的响声，主要是因为刚出生的宝宝喉头很软，每当呼吸时，喉头局部就会出现变形现象，使气管变得较为狭窄，这样自然就会发出响声。随着宝宝的渐渐长大，柔软的喉头慢慢变得坚硬，也就不会发出响声了，所以不需要特殊治疗。

胎记

几乎所有的宝宝出生时都带有胎记，也叫"胎生青记"，医学上称为"色素痣"。胎记大多出现在宝宝的腰部、臀部、胸背部以及四肢，一般为青色或灰青色的斑块。胎记的形状大小不一，多为圆形或不规则形，边缘清晰，用手按压后不褪色，这是由于宝宝出生时皮肤色素沉着或改变引起的，一般在出生后 5 ～ 6 年内自行消退，不需要治疗。

鼻塞

细心的父母会发现，即使没有把宝宝带到室外，宝宝也没有感冒，却还是会出现鼻塞现象。尤其宝宝在长到半个月左右时，鼻子经常会发生堵塞现象。有时把宝宝鼻子里的鼻垢取出后，鼻子还是不通气，而且症状可能依然逐渐加重，有时可持续 3 ～ 4 周左右，甚至严重到吃奶时费力的程度。

这种情况一般是由于空气干燥引起的，爸爸妈妈们也不要过于着急。解决的办法是：如果是在冬季，可在暖气前挂上湿毛巾，以减轻空气的干燥程度。如果房间温度太高，宝宝也会感到鼻塞。所以，天气好的时候，要经常带宝宝去户外散步，接触室外空气，会使宝宝鼻腔通畅。值得注意的是，千万不要给宝宝用成人通鼻药。

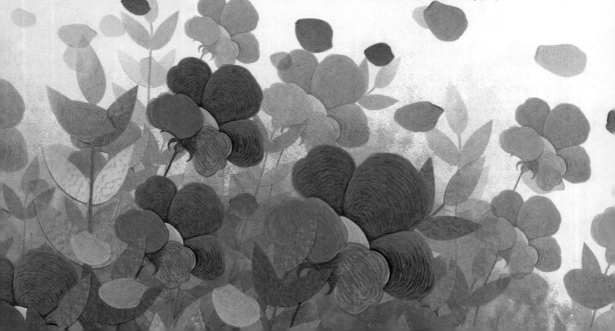

大便变色

新手妈妈为宝宝换尿布时，有时会被黑绿色的大便（胎粪）吓一跳，以为宝宝得病了。其实，宝宝的这种大便颜色是很正常的。宝宝还在妈妈肚子里的时候，这种黑绿色的物质就存在了，宝宝的小肠蠕动正常，所以出生后可以将这些东西排出体外。

通常在宝宝出生 24 小时之内，胎粪基本排泄干净，接下来的 2～3 天，父母会见到过渡期的排便，颜色将由暗绿色逐渐变为黄色，并且稀软，有时还会含有黏液。

另外，由于每个宝宝的喂养状况不同，大便颜色也会各有差异。一般而言，吃母乳的宝宝会排出金黄色，如同芥末的粪便，形态稀软；喂配方奶的宝宝，排便的形状或颜色会有很多种，从淡黄到褐绿色都有，如配方奶含铁比较多，颜色会类似黑色。所以千万不要与其他宝宝的粪便做比较，即使是同一个宝宝，两天之内也可能排出不同颜色的大便。

新生儿假月经

有的女婴在出生后 1 周左右，阴道会流出少量血样黏液，持续 2 周左右，叫作"新生儿假月经"。这是正常的生理现象，不需做任何处理。

造成女婴假月经的原因，是宝宝在母体内受大量雌激素的刺激，造成生殖道细胞增生、充血。出生后，宝宝体内雌激素水平急剧下降，原来增殖、充血的细胞大量脱落，造成类似月经的血性分泌物排出。所以，在给女婴洗澡时，不要用盆浴，要淋浴或用流动水清洗外阴，以免感染。如果发现宝宝的血性分泌物较多，要及时到医院检查，排除患有凝血功能障碍或出血性疾病的可能。

刚出生的女婴在阴道口内还有乳白色分泌物渗出，如同成年女性的白带。这是由于妈妈在怀孕时母体雌激素、黄体酮通过胎盘，进入胎儿体内，宝宝出生后阴道黏液及角化上皮脱落，成为"白带"。

女宝宝的"白带"一般不需要特殊处理，只要揩去分泌物就可以了。这种"白带"持续几天后会自行消失。如果长时间不消失，或白带性质有改变，应及时到医院检查，排除患有阴道炎的可能。

马牙

宝宝出生 3 ~ 5 天后，口腔内牙床上或上腭两旁有像粟米或米粒大小的球状白色颗粒，数目不一，看起来像刚刚萌出的牙齿，有的就像小马驹口中的小牙齿，所以人们把这种现象称为"马牙"。在我国民间有一种做法，认为"马牙"要用干净的布蹭掉才行。其实，这种民间传统的育儿习俗有害无益。

这种在宝宝出生后出现在其口腔硬腭上的白色小珠，医学上称为"上皮珠"。上皮珠是细胞脱落不完全所致，对宝宝并没有任何影响，它往往会由于进食、吸吮的摩擦而自行脱落。由于宝宝口腔黏膜非常娇嫩，无论是用针挑刺还是用粗布擦洗，都很容易损伤黏膜，造成口腔黏膜感染，严重时甚至可导致全身感染，引起新生儿败血症。所以，"马牙"不必特意处理，几天后就会自行消失，如果非要用布将其蹭掉，反而是很危险的。

螳螂齿

宝宝出生时，前部上下牙床是不接触的，两侧后部各有一个隆起，上下能接触到的脂肪垫，俗称"螳螂齿"。有些人错误地认为这种脂肪垫是多余的，会要求医生为宝宝割掉"螳螂齿"，其实这是很危险的。

"螳螂齿"对新生儿来说是一种正常现象。在宝宝吸奶时，前部用舌头和口唇黏膜、颊部黏膜抵住乳头，这时后部的脂肪垫关闭，帮助增加口腔中的负压，有利于宝宝吸奶。随着乳牙的萌出，这种高出的脂肪垫就会渐渐变平，所以不需要处理。用刀割"螳螂齿"不但影响宝宝吸奶，还可造成口腔破溃、感染，甚至会引起全身的败血症，严重的可致宝宝死亡。

鹅口疮

鹅口疮表面是层叠的白斑，外观很像凝固的牛奶，通常出现在宝宝的双颊内侧，有时也会出现在舌头、上腭、牙龈等部位。新生儿出现的概率最大，尤其是服用抗生素后更易出现。

鹅口疮是由于白色念珠菌感染所致，通常是在宝宝通过产道时被感染的。当宝宝感染了这种霉菌，由于平时受其他微生物的抑制，一般不会导致疾病，但这种平衡被打破时，就会出现相应的症状。如宝宝使用抗生素后，可能导致这种霉菌大量繁殖，从而引起感染。这种感染有疼痛感，也会影响宝宝吃奶。若不及时治疗，有可能引起并发症。因此，如果发现宝宝有鹅口疮的症状时，应带宝宝到医院及时治疗。

新生儿肺炎

新生儿肺炎是新生儿期的一种常见疾病，它与婴幼儿肺炎有很大不同，主要是临床症状的不典型性。

因新生儿咳嗽反射尚未完全，所以咳嗽多不明显，体温可正常、升高或偏低，伴有反应差、不哭、吃奶减少、拒乳、呻吟、呕吐、呛奶、吐沫、呼吸浅促等症状，还有呼吸不规则，甚至呼吸暂停症状。同时，肺部呼吸音变粗或减低，可能听不到干湿啰音。若孕妇患过感染性疾病或胎儿发生过宫内窘迫，更要警惕新生儿患肺炎的可能。

新生儿居住的房间应清洁、干净、通风和日照良好，新生儿要尽量避免与外人接触，防止呼吸道感染。

母亲患感冒或服药时应暂停哺乳，因为病毒或药物代谢产物会通过乳汁进入新生儿体内，可能引发肺炎。

新生儿溶血病

新生儿溶血病是指母子血型不合，母亲血型抗体与胎儿红细胞（抗原）发生同族免疫反应，导致红细胞溶解破坏的一种溶血性疾病。我国以 ABO 血型不合性溶血病最多见，Rh 血型不合性溶血病较少见。

新生儿溶血病的临床表现轻重不一，轻型溶血多见于 ABO 溶血病，宝宝生后数天内出现轻微黄疸，近似生理性黄疸，无贫血或轻度贫血。重型溶血主要见于 Rh 溶血病，除重度黄疸外，新生儿多有全身苍白浮肿、肝脾肿大、重度贫血、胸水、腹水、呼吸窘迫、精神反应差、不吃奶等危重症候，如不及时治疗，常在出生后不久死亡，有的则死于宫内。

新生儿出血症

新生儿出血症是由于维生素 K 依赖因子显著缺乏而引起的一种自限性出血性疾病，按发病时间可分为三种，即早发型、经典型和晚发型。

早发型常于出生后 24 小时内发生出血，轻重不一，有的仅脐部少量渗血，有的则出现胃肠道出血甚至颅内出血等较重现象。

　　经典型临床最多见，多在出生后 2 ~ 6 天发病，早产儿可晚至 2 周。表现为脐部残端渗血、皮肤出血、胃肠道出血、针刺处渗血，以及颅内出血，多见于早产儿。

　　晚发型常在出生后 1 个月左右发病，患儿发育良好，突然起病，以颅内出血多见。凝血时间延长是确诊的主要方法。该病的预后一般良好，但如果出血过多，治疗不及时可致死，颅内出血则预后较差。

　　一旦出现脐部出血，局部可先用云南白药或凝血酶止血，再带患儿去医院诊治。有消化道出血表现者，应短暂禁食，待出血控制后再喂奶。贫血明显者，可输新鲜全血。有颅内出血表现者，应避免不必要的搬动以减少刺激。

新生儿败血症

　　新生儿败血症是指新生儿期致病菌进入血液循环，生长繁殖并产生毒素所造成的全身感染性疾病，有时在体内产生迁移病灶，是新生儿期很重要的疾病，发病率占活产婴儿的 1% ~ 10%，早产儿发病率更高。

　　其早期症状多不典型，如精神弱、烦躁不安、拒奶、发热等，早产儿可有体温不升、拒奶、不哭、面色苍白、体重不增等表现。继之出现口周发青、呼吸增快、腹胀、黄疸、肝脾肿大、皮肤发花，以及出现瘀点、瘀斑等感染中毒表现。本病最易合并化脓性脑膜炎，其次可合并肺炎、肺脓肿、骨髓炎等，较为危险。

家庭氛围的变化

母亲对宝宝的爱是无法估量的。不仅宝宝会为母亲带来快乐，产后分泌的"爱的激素"也会让妈妈觉得幸福无比。父母对宝宝的爱是天底下最自然的、非排他性的爱。

平衡新的家庭关系

宝宝出生后，将成为妈妈生活中最重要的人，也是让妈妈花费最多时间的人。而另外一种重要关系——妻子和丈夫的关系也会发生改变。由于产后精神压力比较大，也不再像以前一样有激情，因此，得从一个新的角度来看待夫妻的爱和彼此的义务。

当宝宝带来的新奇感逐渐消退以后，或者在重返工作岗位之后，紧张感又会重新出现。妈妈开始担心谁来陪宝宝，计较谁工作辛苦一点，谁睡得更多，谁忘记给宝宝买牛奶了等日常琐事。这些频繁出现的、让人烦心的新问题，意味着妈妈要在生活中重新找到一种平衡，而这种平衡取决于很多因素。

家人的支持

在分娩之前，寻求他人的帮助本来就是分娩计划中的一项。因此，定期评估别人的帮助是否起作用，就尤为重要了。比如，保姆和宝宝相处得怎么样，是否还需要其他的帮助；需要别人在照顾宝宝上给你帮助多一点，还是在家务上的帮助多一点；丈夫对这些安排看法如何。都要给出一个客观的评价。

如果母亲没法自己照顾宝宝，在雇保姆之前可以先问问家人和朋友，看他们能不能帮你照看宝宝。即使只是帮一些小忙，也能带来很大的方便，比如做饭、洗衣物、熨衣服、打扫卫生、照看宝宝，都可以请求家人帮忙。

爸爸的改变

作为宝宝的爸爸，即使他的激素分泌水平没有发生变化，也很容易出现情绪波动，感到疲惫和焦虑。刚开始时，妈妈身体尚未恢复，所以爸爸要承担更多照顾宝宝的工作，尤其是采取人工喂养的宝宝。除了抱抱宝宝，爸爸还可以给宝宝洗洗澡、让宝宝在怀里睡觉、给宝宝换尿布、陪宝宝玩耍。在生活的小区里，肯定会有一个属于爸爸们的交流圈子，新爸爸可以和其他的爸爸们交流心得体会、经验，说不定还能得到一些很不错的关于怎么当爸爸的建议。

照顾新手爸爸的情绪

哺乳能让新手妈妈身心愉悦，看着宝宝从妈妈身上得到足够的营养，这是让人相当满足的一件事情。而父亲们也会很乐意深爱的妻子和宝宝能如此亲密，以及宝宝在妻子的照料下养得白白胖胖。激素能让新手妈妈的情绪乐现，尤其是感到累或者是脆弱的时候，这些激素的含量会更高。利用好哺乳的时间，调整一下情绪，能帮助母亲更好地进入角色。不过，要注意爸爸的情绪也非常重要。他可能会产生一种被宝宝"踢出去"的感觉，这样的不良情绪会影响到全家人共同形成的生活节奏。

新手妈妈的情绪

新手妈妈会经常出现消极情绪，而且一天24小时照顾宝宝也确实会让妈妈感到疲惫不堪。如果把这种消极情绪带到哺乳中，会使乳汁量减少，同时，宝宝也会变得烦躁不安。正视自己的情绪，试着和他人交流，如朋友、爱人、母乳喂养的顾问还有医生等，这会对妈妈有所帮助。改善情绪的同时还能提高乳汁质量。

提前安排生活开支

宝宝在出生后前3个月的开支包括以下项目：尿布、衣服、配方奶、婴儿护理，可能还有额外的清洗费用等。如果买的都是有机食品，花费还会更多，要对开支进行详细的预算。

除非母亲的产假补贴特别高，否则休产假时，家里的经济收入会减少是肯定的。如果母亲想在产后3个月就回到工作岗位，那要注意，照顾好自己非常重要，因为刚刚度过了非常费心费力的3个月，只有先照顾好自己，才有足够的精力照顾宝宝，才有足够的精力应付工作。

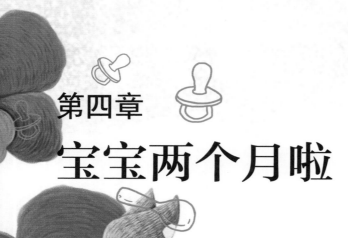

第四章

宝宝两个月啦

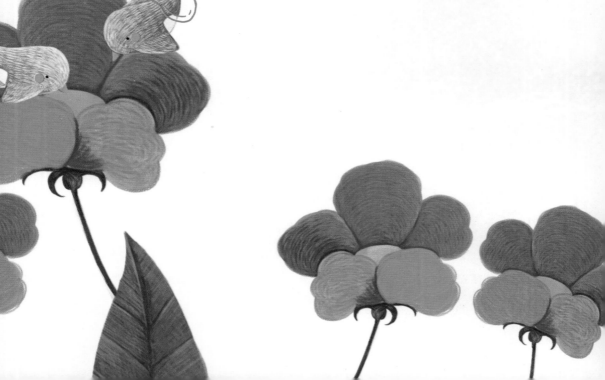

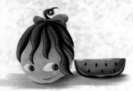

　　两个月的宝宝可以开始做一些适当的运动了，比如游泳或者按摩操，但一定要注意运动量与运动安全。这时宝宝可以开始进行一些简单的游戏了，爸爸妈妈也可以趁现在的时间跟宝宝建立沟通的桥梁，拉近亲子关系。本章中还涵盖了宝宝的日常照料，从理发到防止事故，爸爸妈妈们一定要小心注意哦。

2 个月宝宝的身体

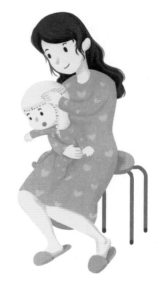

身高、体重、头围、胸围

男婴身高为 54.7 ~ 62.2 厘米，女婴为 53.2 ~ 60.9 厘米；男婴体重为 4.4 ~ 7.0 千克，女婴为 4.0 ~ 6.5 千克；男婴头围约为 39.6 厘米，女婴约为 38.6 厘米；男婴胸围约为 39.8 厘米，女婴约为 38.7 厘米。

视觉

宝宝双眼炯炯有神，似乎可看清任何东西，当和妈妈的眼神接触后会持续凝视。此时的宝宝，可以分辨出妈妈眼、口等部位，也会以眼睛追寻动态的东西。

到 6 周的时候，宝宝能转动头部"跟踪"那些慢慢移动的物体。到 8 周左右，宝宝能排除另外一个移动物体的干扰，而把注意力集中在原先的地方。从此时开始，宝宝就能控制自己的注意力了，之前对移动物体的反射性注意也不再发生。

宝宝的手眼协调

如果宝宝对妈妈笑了，就会非常热切地期待着妈妈的反应。他会仔细观察看护者脸部的细微变化，然后研究每个表情的含义。到宝宝出生后 8 周左右，会伸手去抓看到的东西。只要抓到了，无论是出于偶然还是其他原因，对他而言，都是一个巨大的进步。因为他能够靠自己的能力来探索这个世界了。在未来的几周，宝宝会不断练习抓这个动作，通过练习，宝宝眼和手的协调能力将越来越好。

听觉

有的宝宝一听到声音，就会把脸转向声音的方向。但并不是所有的婴儿在 2 个月左右都会有如此的反应，有些宝宝需等到四五个月后才能如此，这是个体差异，无须担心。

嗅觉

在出生第 5 ~ 8 周，宝宝在嗅觉方面已经积累了相当丰富的经验，这对他认识人和事物起着重要的作用。记忆的发育亦是如此。

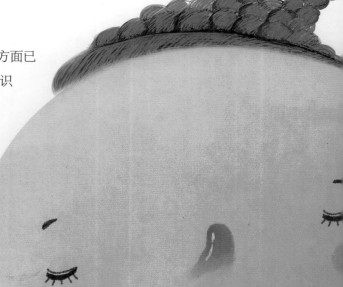

触觉

通过触摸，宝宝能学到很多东西。宝宝会留心接触过的东西的感觉：母亲的肌肤，自己的衣服、头发、小毯子，并把触觉和眼睛所见到的外观、形状、阴影联系起来，从而得出一个初步印象。下次再接触以前，他就会根据记忆中的印象来猜测大致是什么感觉。此外，宝宝还会有一个"抓紧反射"：如果把手指或玩具放在他的手掌心，他就会反射性地抓紧它。这个反射是没有意识的，宝宝要等3个月后才可能开始有意识地抓东西。

触觉小提示

➕ 宝宝并不是通过手来感受外界的，他的小手总是攥成拳头。但是不要因此就忽视了抚摸宝宝，实际上他身体的任何部位对你的抚摸都很敏感，而且也非常喜欢这种被抚摸的感觉。抚摸对他而言就像吃奶、睡觉一样重要。

➕ 宝宝喜欢妈妈给他温柔的按摩，喜欢水，喜欢洗澡时妈妈给他一个爱的拥抱。

➕ 帮助、鼓励宝宝用手去熟悉不同的东西：松软的毛巾、硬塑料、木头、纸片、湿海绵、起皱的丝织物等。每种东西都会带给他不同的感觉，这也是他熟悉外界不可缺少的环节。

脖子

虽然宝宝此时期还残留反射运动，不过已逐渐减少，睡觉时的姿势仍是把头撇向一方。

和1个月时一样，他匍匐在床上时可抬起头部数秒钟，不久又掉到床上，但此时抬头的力量比以前提高了，即使将他抱起，脖子也不会左右晃动。

内脏

该阶段宝宝心脏的发育已近完全，胎儿期的心脏开孔也已封闭，肺动脉和大动脉的接孔亦已堵塞。因此，患有先天性心脏病的宝宝可以很容易地被检查出来。

宝宝肾脏功能不足，无法析出浓尿，为了促进体内代谢，应多给人工喂养的宝宝喝水，不宜多饮太浓的牛奶。

睡眠

1个月左右的婴儿每天要花大半的时间睡觉，睡眠的具体时间因人而异。以午觉为例，可明显看出，部分婴儿小睡片刻就醒来，但有的则长睡不醒。这种情况在两个半月后更加明显，虽说睡眠的长短因人而异，但多少受到双亲的影响。如果宝宝稍一啼哭，父母就立刻加以抚慰，那么睡眠时间自然就减少了。其实，只要宝宝的精神状态甚佳而且发育正常，父母就不必为睡眠的时间和夜晚醒来的次数而担心。

排泄

与新生儿时期相比，此时宝宝大小便的次数减少，大致说来，大便每天约五六次，而母乳喂养儿比人工喂养儿的次数稍多，便形较软。

对有便秘倾向的宝宝可喂食糖水，若无法改善，可加喂麦芽精溶液（麦芽精2~3克，溶入20毫升的温水）。

交流

几周之来，宝宝对家人和来访者的问候方式已相当熟悉，比如，当妈妈吻他或者其他人挠他痒痒时，他会微笑。他还会记住哪些玩具是喜欢的，哪些玩具踢一踢就能发出声音。6周左右的时候，宝宝能发出生平的第一个元音："喔"或"啊"。而且跟大人们交谈时会更加兴奋，但此时他仍未意识到自己已是一个独立的人了。

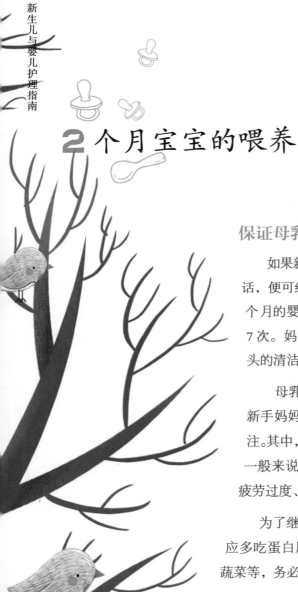

2 个月宝宝的喂养

保证母乳喂养的质量

如果新生儿在出生后 1 个月内能够适应母乳的话，便可继续供给母乳至断奶为止。一个半月到 2 个月的婴儿，哺乳的间隔约为 3 小时，每天约需 7 次。妈妈在喂奶前一定要把手洗净，并注意乳头的清洁。

母乳的分泌受到母亲身心状况的影响，所以新手妈妈对自己的身体和精神各方面都应密切关注。其中，睡眠和营养的充足都是不可或缺的要素。一般来说，以母乳育婴的妈妈胃口奇佳，但如果疲劳过度、睡眠不足则会严重影响食欲。

为了继续恢复的体力，并且提高母乳量，妈妈应多吃蛋白质、维生素 C 含量丰富的猪肝、牛奶和蔬菜等，务必使摄入的营养达到均衡。

用药和哺乳

哺乳期间很多药物都不宜使用，如果要用药，要事先咨询医生。尽管哺乳期间应尽可能地少吃药，但是如果母亲的确生病，适当地采取一些措施缓解痛苦也是必要的，只是事先一定要咨询医生。药的某些成分会通过母乳进入宝宝体内，但如果剂量合适，可以把对宝宝的影响降到最低。

人工喂养不可超量

以母乳养育的婴儿，在习惯了母乳的味道之后，经常不愿改喝奶粉，这种情形，在 2 个月后尤为明显。因此，如欲改喂配方奶粉，必须趁宝宝习惯尚未养成时进行，约在 1 个月以内。还要尽早喂宝宝一些温开水或果汁。

出生 1 个月后，婴儿的胃口愈来愈好，常无法控制自己的食量，家长应密切注意这种情况。

诞生时体重在 3000 ～ 3500 克的宝宝，每天喝奶量约为 700 毫升，到一两个月时，每天喝上 800 毫升是极正常的事，有些食欲奇佳的宝宝，甚至每次可以喝到 150 ～ 180 毫升，但要注意不可超过 200 毫升。如果宝宝吃完后还意犹未尽，可在水中加些糖、蜂蜜，或用果汁来补充。

不要同时、混合喂母乳和牛奶

当宝宝的体重无法顺利地增加时，必须用奶粉为宝宝补充营养，以使其体重正常增长。虽然母乳是宝宝最好的营养食品，但经过一个星期的观察，若发现宝宝体重确实无法增加，母乳不足时，就要考虑添加人工营养。

　　对于混合喂养，最重要的一点是，不可同时用母乳和牛奶喂养宝宝。也就是不能在同一次喂奶时，既喂母乳，又喂牛奶，这样会导致宝宝消化不良或腹泻，久而久之，甚至会影响宝宝的发育。

　　正确的做法是，一次喂奶时要么全喂母乳，要么全喂牛奶。即使宝宝没吃饱母乳，也不要马上喂牛奶，而是应该等下次喂奶时再喂。如果宝宝上一顿母乳喂养吃得很饱，到下一顿喂奶时间时，妈妈感到乳房很胀，仍可用母乳喂养。

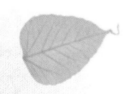

Tips：

我的乳汁够吗

宝宝吃饱了吗？这是所有采取母乳喂养的妈妈问得最多的问题。之所以有这样的疑问，一个原因是不知道宝宝每次吃下去了多少奶，另外一个原因是你希望提供给宝宝最好的。宝宝哭时，你自然会非常关注，但是刚开始时很难弄清楚宝宝是因为什么哭。因为吮奶通常能让宝宝安静下来，因此，宝宝哭了，很多母亲都会认为是饿了，甚至错误地把宝宝哭归咎于自己的乳汁有问题。试着不要太过担心，实际上你的乳汁可能什么问题都没有，哭对宝宝而言是相当正常的。以下的一些建议也许能帮助你。

🔹 让自己放心的最好方法是去看医生，让医生给宝宝称一称体重。如果宝宝的体重增长正常，则说明你的乳汁没问题，宝宝每次都吃得饱饱的。母亲可能还担忧宝宝的哭声和进食模式，但是如果宝宝看起来很开心，体重增长也正常，就没什么好担心的了。

🔹 但是，如果宝宝体重增加了，可是看起来好像还是有问题，可以咨询医生，通过进一步检查找出问题的原因，比如腹痛或者鹅口疮。如果你感到焦虑和沮丧，这种情绪也会使宝宝不安，还会影响到乳汁的质和量。

🔹 如果你营养好，休息充分，就能给宝宝提供最好的乳汁。乳汁漏出说明你有足够的乳汁，如果还出现喷射的情况，那你的乳汁量就更加没有问题了。

如果宝宝体重没有按照标准增长，医生就会让你定期检查宝宝体重，并给你一些有关哺乳的建议。体重不增加最普遍的一个原因，是宝宝没有摄入足够的热量，但一般通过加强新手妈妈自身营养和注意哺乳姿势就能纠正过来。你还需延长每次的授乳时间，让宝宝获得足够的含高热量的后奶。如果这些都不管用，建议给宝宝补充配方奶。尽管消化系统出现问题的可能性很小，但如果宝宝呕吐频繁，或者医生怀疑他的消化系统有问题，就需要进一步详细地检查。

怀疑自己的乳汁说明你信心不足。你会时不时地问自己"我足够优秀了吗？"这个问题会延伸到哺养宝宝的其他方面。而"我的乳汁能提供足够的营养吗？"只是其中的一个方面，这个问题会随着你慢慢适应妈妈的角色，对宝宝越来越熟悉，逐渐理解他的信号以及得到家人的支持而解决。

2 个月宝宝的日常照料

宝宝的睡眠

睡眠对宝宝来说就像呼吸一样重要。每天他需要睡多久就会睡多久，而且这绝不是浪费时间，这也是他成长的一部分。生长调节激素在睡眠中会分泌得更多、更频繁。刚开始的 6 ~ 8 个星期，无须做什么就能适应宝宝的睡眠规律，有些妈妈只需在午夜和早晨 6 点之间醒来喂 1 次宝宝就可以。宝宝的睡眠时间也有可能和大人不同步，但是一般到 3 个月底的时候，就能慢慢地相互适应了。

和宝宝一起睡觉

在宝宝出生后的 3 个月或者再大一点，能在妈妈的卧室里睡觉，对宝宝而言是最幸福的。他能感觉到妈妈，能听到妈妈有规律的呼吸声，而且当他哭时，妈妈可以马上出现在他身边。妈妈可以和宝宝同睡一张床，也可以在前 3 个月或 4 个月的时候，让宝宝睡在摇篮里或婴儿床里。如果宝宝会被妈妈的鼾声或者走动吵醒，或者是宝宝的鼾声或咕哝声吵得妈妈没法睡觉，可以把宝宝放到另外一个房间去睡。但不管何时何地，都要保证宝宝的睡眠安全，这是最重要的。

穿衣

2 个月的宝宝手脚活动有力、灵活。在这段时间，若身上穿得太多、太厚，而无法自由活动，宝宝就会吵闹不止。因此，尽量给宝宝穿些便于活动的衣服，而且要比新生儿时穿得少些。虽然穿衣厚度、件数跟季节有关，但此时的宝宝完全可以和妈妈穿得一样多。

一旦满 2 个月，宝宝的两条腿就会活动自如，往往会把被子踢开，从新生儿时起一直穿到现在的婴儿衣的下摆常常会缠住身体，妨碍宝宝活动。现在，该准备给宝宝换上衣和裤子分开的衣物了。

晚上最好给宝宝穿睡衣睡觉。白天室温达 20℃以上时可以让宝宝尽可能穿得少些，好让他能自由活动。婴儿内衣最好用纯棉布做的，便于吸掉身上的汗水。如果是在寒冷的地方也可以穿用合成纤维布料做的衣服。

理发

1 ～ 2 个月的宝宝头发一般不会长得很长，脑袋后面的头发好像要被磨掉似的。但有的宝宝头发也会长得很快，乱蓬蓬的，在这种情况下，可将长的部分剪掉。因为宝宝还小，皮肤很嫩，所以还不能用剃刀，弄不好会碰伤皮肤造成细菌感染，所以只用剪刀剪剪就行了，不必在意是否整齐好看。

鼻塞

一两个月的宝宝鼻涕分泌得较多，由于鼻孔很小，往往容易造成鼻塞。鼻子不通气，导致呼吸困难，宝宝就会不好好吃奶，情绪也会变坏。

如果鼻塞严重，可用棉签轻轻清理。用棉签只能去掉较外面的鼻屎，稍里面一点棉签就无能为力了。倘若鼻塞实在厉害，妨碍呼吸，用棉签又弄不出来，就要去医院请医生处理。

一两个月的宝宝不能滥用滴鼻药，实在非用不可时，一天最多只能滴 1 ～ 2 次。经常进行室外空气浴和日光浴，让宝宝的皮肤和鼻腔黏膜得到锻炼，鼻塞现象便会减少。

眼屎

一两个月的宝宝分泌物还很多，很容易有眼屎、鼻涕等，而且由于生理上的原因，许多孩子会倒长睫毛，受其刺激，宝宝的眼屎会更多。洗完澡后或眼屎多时，可用脱脂棉花沾一点水，由内眼角往眼梢方向轻轻擦拭。如果宝宝眼屎太多，怎么擦也擦不干净，或出现眼白充血等异常情况时，可请眼科医生诊治。

耳屎

宝宝的耳屎一般会自行移到外耳道，因此没有必要特地用挖耳勺来掏。洗完澡后，用棉签在宝宝耳道口抹抹即可，切不可进入过深。

排便训练

宝宝每天排尿次数较多，且大多无规律，那么父母能否掌握宝宝的排泄规律，使宝宝养成控制大小便的习惯呢？研究表明，宝宝所有的条件反射都在出生后约30～40天出现。因此，父母可利用一些声音和体位的条件刺激，使宝宝建立起按时大小便的条件反射。当然，这种条件反射必须经过较长时间的训练才能形成。

防止事故

尽管宝宝还小，但突如其来的反射行为，如惊跳反射、爬行反射等往往会使宝宝从床沿或椅子上掉下来。

大家要养成一种习惯，如果宝宝在床上或桌上，当大人转身去做其他事情时，要把一只手放在宝宝身上。宝宝的小床一定要有围栏，假如宝宝一个人在大床上睡，一定要用靠背椅或其他家具将床沿围住或拦上，以防宝宝掉下床，发生意外事故。

把宝宝举起来

把宝宝从地上举到肩膀上，这段距离是宝宝身高的 9 倍或 10 倍。举起的过程中要保护好宝宝的头，这点很重要。和孩子弱小的身体相比，成年人的大手和胳膊能做他的坚强后盾。试着慢慢来，用一只手托着宝宝的头和脖子，另一只手托住他的背，然后轻轻地把他举到胸前。如果大人想把宝宝从地上举起来，要弯曲膝盖，缩短宝宝举起的距离，以免拉伤自己的背。把宝宝从肩上放下来时，要等到宝宝安全"着陆"之后再松手。如果大人想换个姿势，要告诉宝宝，他能从大人的语气大致明白接下来要干什么，从而提前做好心理准备，这样他会更有安全感。

游泳

游泳能锻炼肌肉，激发宝宝的自信心，增加身体协调性，大人会惊讶地发现，宝宝居然这么喜欢待在水里。游泳也是一种适合妈妈和宝宝一起锻炼的好方式，水的浮力和缓冲作用，让宝宝找到漂浮在子宫里的那种感觉，如果妈妈能抱着宝宝，宝宝会觉得更加有安全感。

刚出生不久的宝宝都有"潜水反射"，可以防止水进入肺部。但是，大人还是需要在旁边全程照看宝宝。

给宝宝保温

刚出生的宝宝身体的产热能力比较弱，如果没有穿足够保暖的衣服，身体还会散失更多的热量。而且有些宝宝的脂肪储存量很少，对温度的变化尤其敏感。

大约 4 个星期之后，宝宝储存热量的能力有所提高，但是散热对他来说仍然并不轻松。12 周左右，或者体重达到 5.4 千克之前，宝宝需要依赖大人的帮助来调节体温。

宝宝进入梦乡之后，要多关注他的体温变化，在他的体温升降之前，就增减衣服，而不要等宝宝觉得太热了或太冷了才动手。要注意，一进入温度较高的室内，就要给宝宝摘掉帽子，脱去外套和其他多余的衣物。外面太热时，不要把宝宝裹得严严实实，穿少一点会比较舒适。

Tips：

包裹宝宝

宝宝睡觉时将他用包被包起来，是仅次于母亲怀抱的第二个最佳选择，这种方法已经使用了几千年。包裹能减少宝宝在浅睡眠时把自己弄醒的机会，从而让宝宝睡得更久。一旦你掌握了包裹的基本技能，就可以把抱在怀里的宝宝包起来，然后轻轻地放进婴儿床里。有些宝宝不喜欢被包起来，会通过哭闹来表示自己的不满，但对很多宝宝而言，更多的是感到惊讶。

到 6 ~ 8 个星期的时候，宝宝越来越需要行动自由，而且身体也已经长大了很多，不会老老实实地躺在包被里了，而且也不会由于睡梦中翻身把自己弄醒。如果你认为他还怀念襁褓里的日子，可以拿一床小毯子暖暖地裹住他的腰部。

把床单（如果冷的话可以用多孔的毯子）折成三角形，把宝宝的脖子放在最长端的中间位置，长端所对的三角形的尖端压在他的脚下。轻轻地把他的右胳膊放在侧边，把右侧那个角的床单折过来，并压在左侧屁股下，然后把另一侧也按同样的方法折好。如果宝宝喜欢吮手指头，把胳膊交叉放到胸前包裹起来，这样他就够得着自己的小手儿了。再用另一块床单或毯子裹紧宝宝，这样他的小脚儿就不会在浅睡眠中到处乱踹了。留心一下外界的温度，襁褓的层数千万不能超过 4 层。如果天热，只需一层就够了。

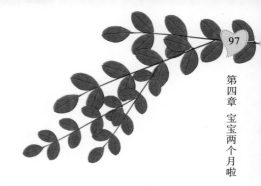

宝宝也要做运动啦

思维从动作开始

体能的发展是培养宝宝思维能力的起点。宝宝的体能水平（如抓、握、拍、推、拉等）越高，宝宝操作物体和控制自身的能力就越强，智力水平就越高，所以体能是构成儿童智力大厦的砖瓦。要想提高孩子的智力水平，首先要发展孩子的体能，让其自由地玩玩具，参加活动，提高动作的准确性、灵活性、复杂性。

宝宝是体操运动员

婴儿体操完全适合在 2 个月后进行，具体做法如下。

屈腿运动

妈妈或其他操作者用两只手分别握住宝宝的两个脚腕，使宝宝两腿伸直，然后再两腿同时弯曲，使膝关节尽量靠近腹部。连续重复 3 次。

俯卧运动

俯卧不仅能锻炼颈肌、胸背部肌肉，还可增大肺活量，促进血液循环，有利于预防呼吸道疾病，并能扩大宝宝的视野范围，使他从不同的角度观察新的事物，有利于其智力发育。操作时，宝宝呈俯卧姿势，两手臂朝前，不要压在身下，妈妈或其他操作者站在宝宝前面，用玩具逗引宝宝，使其自然抬头。为避免宝宝过度劳累，开始时一次只练习半分钟，然后逐渐延长，一天做一次即可。

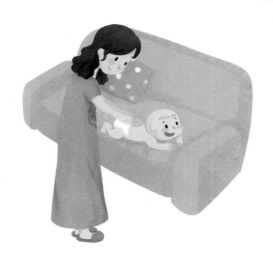

扩胸运动

首先让宝宝仰卧，妈妈或其他操作者握住宝宝的手腕，将自己大拇指放在宝宝手心里，让他握住，使宝宝的两臂左右分开，手心向上，然后两臂在胸前交叉，最后还原到开始姿势。连续做 3 次。

宝宝的按摩操

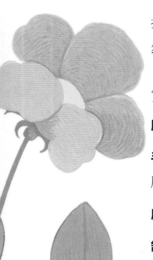

腿部按摩　用手掌摩擦宝宝的腿，但注意不要摩擦大腿内侧和膝盖。

手臂按摩　妈妈用手掌慢慢地、轻轻地按摩宝宝的手臂，能使紧缩的肌肉得到舒展。

摩擦脚心　以脚掌心为中心，加强脚部肌肉和韧带的弹性。

舒展脊背　用右手的食指和中指按摩脊柱的两侧，使其弯曲。

腹部按摩　用双手的手心按摩宝宝腹部直到两手靠拢为止。加强腹部肌肉张力，促进宝宝体内气体的排泄。

Tips:

和宝宝一起到户外四处转转

宝宝和成人一样，喜欢不停变换的风景。他们喜欢清新的空气、树木、蓝天、白云，还有流水，以及青草和花朵的香味。他们也喜欢遇见不同的人，到不同的地方。因此，要尽可能多地带宝宝到户外走走，或者带上他一起去拜访朋友。下面列出了一些你外出时需随身带的东西。

➕ 备用尿布——通常要比你估计的还要多带1～2片。

➕ 婴儿专用湿纸巾。

➕ 换尿布时垫在孩子身下的垫子。

➕ 尿布袋或用来装脏尿布的塑料方便袋。

➕ 干净的婴儿汗衫、婴儿连身服和开襟羊毛衫。

➕ 如果外出的时间超过4小时，带一套备用的宝宝衣服。

➕ 外套和帽子。

➕ 备用的平纹细布或者一条小毛巾，可以用来吸干滴落的乳汁。

➕ 颜色鲜艳或者能发出声音的玩具。

➕ 奶嘴或者小毯子（如果宝宝已经有1个了，再带一个备用的）。

➕ 比你预计的再多带1个奶瓶。把调制好的奶冷却起来，要用的时候再加热，或者用热水瓶带点热水，奶粉装在已经消过毒的奶瓶里。

➕ 如果你漏奶多，多带一套防溢乳垫和一件备用胸罩或T恤衫。

➕ 给自己带点有益健康的零食和1瓶水（给宝宝喂奶的时候你会渴）。

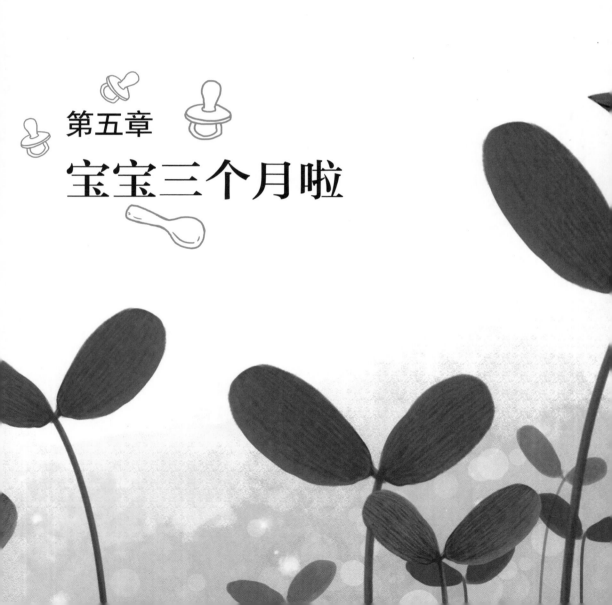

第五章

宝宝三个月啦

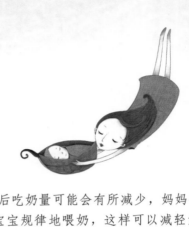

宝宝3个月后吃奶量可能会有所减少，妈妈也可以试着开始定时给宝宝规律地喂奶，这样可以减轻妈妈的负担，并且让宝宝养成初步的进食规律。宝宝此时应该已经可以转动头部看东西，并且能够抓握玩具了。爸爸妈妈还是要多和宝宝玩，享受亲子相处的时光。

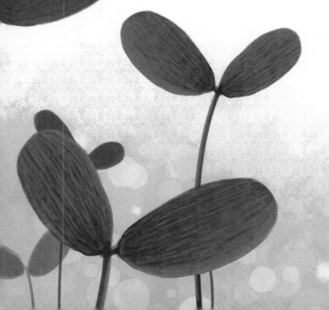

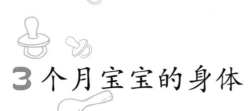 3个月宝宝的身体

身高、体重、头围、胸围

男婴身高为 57.6 ~ 65.3 厘米，女婴为 55.8 ~ 63.8 厘米；男婴体重为 5.1 ~ 7.9 千克，女婴为 4.6 ~ 7.4 千克；男婴头围约为 40.8 厘米，女婴约为 39.8 厘米；男婴胸围约为 41.2 厘米，女婴约为 40.1 厘米。

视觉、听觉

该阶段宝宝会凝视光线；当有人接近时，宝宝也会出现凝视神情；若将手伸至宝宝的眼前，宝宝就会眨眼睛。可逐渐看清妈妈的脸庞与轮廓，如果妈妈跟他说话，他也会专注地凝视。

若音乐响起或摇动玩具，宝宝会停止哭泣，继而兴奋，并表现出侧耳倾听的样子。

味觉

宝宝能分辨出母乳的味道，如果突然让他改喝奶粉，他可能会坚持不喝，这表示宝宝的味觉正在逐步发育。所以如果要让宝宝改喝奶粉，必须趁早进行。

手脚

莫罗反射等原始反射逐渐减弱，不久即会消失。

宝宝的脖子逐渐直挺，他匍匐在床上时，会以双手支撑头部与胸部，与床约呈 45° 角。

此时宝宝还不会主动伸手拿东西，如果把东西放在他手上，他会抓紧，或是凑到嘴边尝尝看。

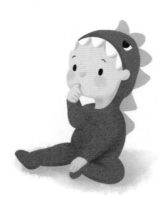

可转动头部看东西

宝宝头部可以左右活动，还能用眼睛追逐东西，宝宝的视野变广了。

因为可以自由转动头部，宝宝一听到妈妈的呼唤，马上就会把脸转向有声音的方向，并确认声音的来源，借此记住妈妈及爸爸的声音。

手的控制力增强

进入第 3 个月的宝宝，最明显的特点就是手的控制能力增强了。这时候的宝宝，好像刚刚发现自己有一双小手，常常会目不转睛、全神贯注地研究自己的手指，看它们怎样互相协作。如果把玩具放到宝宝面前，宝宝就会伸出小手去抓取，然后又无意识地松开。宝宝喜欢看自己的手握紧又张开，还会像拍手那样把手掌压合在一起。

吃手

宝宝通常是把手指放到自己嘴里吸吮，而不是整个拳头。

吸吮手指，表明宝宝开始用心指导自己的行为，是宝宝心智发展中最明显的例子。宝宝之所以会吸吮手指，是因为在漫无目的地挥动手指时，无意中碰到嘴巴，在反射作用下吸吮起来。这个吸吮手指的偶然发现，让宝宝得到了类似吸吮乳房般的安全感，因此，宝宝开始喜欢吸吮手指了。

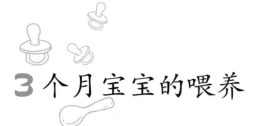

3 个月宝宝的喂养

减少宝宝晚上醒来的次数

要减少宝宝晚上醒来的次数，应该从入睡时间着手。如果大人希望宝宝 8 点睡觉，可是他却要等到 10 点吃了东西之后才能睡着，可以每隔一天就把原本 10 点的吃奶时间提前 5 ~ 15 分钟，通过拥抱和轻柔地抚摸使他提前安静下来。还可以在宝宝的小卧室里喂奶，减少卧室的噪声（降低电视声、音乐声、聊天声或其他宝宝的声音），保持尿布干净、舒适，用宝宝习惯的办法使他平静下来，然后继续逐步地把睡觉时间提前。记住，要放轻松，别紧张，这种方法可能得几个星期之后才能见效，但是往往能持续作用几个月。

从自律喂奶到定时喂奶

到了第 3 个月，白天喂奶的时间已基本固定了。第一次应在 6 点钟喂，第二次应在 9 ~ 10 点喂。采用人工喂养时，如果宝宝不喜欢用勺子，可以用奶瓶喂，一般以每次 100 毫升为宜，每天定时喂。在洗澡后或天气热时，还可喂一点白开水或淡的甜水。

奶量剧减

3 个月前后宝宝的吃奶量有时会急剧减少。这是由于饱腹中枢发育后而产生的生理性停滞现象。父母对此不必担心，可适当喂宝宝些果汁、菜汤和米汤。果汁可在宝宝出汗或口渴时喂，每天喂的时间要固定。汤也一样，要在固定的时间内喂。比如上午喂果汁，下午喂汤。

添加辅食的方法

从开始仅凭哺乳而吃饱的婴儿，到能用勺子吃辅助食物，可是件了不起的事。婴儿对妈妈的信赖是最关键的，所以在给宝宝增加辅食时，不要突然给他喂，要面带笑容，有耐心地喂。为了使宝宝适应他有生以来第一次接受奶以外的食品，开始可以喂点白开水，逐渐喂果汁、汤，有时也可以喂点婴儿食品。

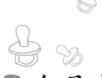

3个月宝宝的日常照料

一家人一起睡觉

全家人一起睡有很多好处，对宝宝而言，没有比睡在母亲身边更自然的事儿了，宝宝可以听着妈妈的呼吸声和心跳声进入梦乡；对妈妈来说，也会非常喜欢和宝宝一块儿睡，这样不仅能刺激泌乳，而且夜间喂奶也比较方便。一起睡对宝宝也比较安全，父母可以随时注意到宝宝。

但是一起睡也有弊端。睡眠不好会让大人感到疲惫，而且父母会觉得宝宝介入了原有的私人空间。等到宝宝能打滚或者会爬的时候，安全又成了大问题，稍不留神就会掉下床。这段时间后父母就会觉得，该给宝宝营造一个独立的空间了。父母可以把摇篮放在床边，或者把三边有围栏的儿童床紧挨着大床。哄宝宝入睡之后，大人就会有自己的时间。

衣服

这期间婴儿手脚活动频繁，俯卧位时能用上肢把上身支撑起来，并抬起头，十分活泼。因此要给他穿长一点的衣服，不过手腕、脚露出来也没事。

枕头

婴儿枕头不宜过大，要轻便且吸湿透气。可用荞麦皮或用后晒干的茶叶装填枕芯，枕头的高度以 3 ~ 4 厘米为宜。应避免让宝宝使用成人枕头。成人枕头对宝宝来说往往过高，不仅睡起来不舒服，久而久之还会使宝宝出现驼背、斜肩等畸形症状。另外头部抬得过高、颈部过弯曲还会使气管受到压迫，会造成呼吸不畅、容易惊醒等。因此，最好购买或自制婴儿专用枕头。

宝宝在说什么

时间长了父母就能识别出宝宝的不同哭声。宝宝能发出一个调的 5 个音，根据不同需求，如食物、玩耍、拥抱，等等，哭声会有不同的停顿和强度，哭声大小也会有所不同。比如，如果宝宝感到无聊，哭声是间断性的，哭一会儿就会停一下看是否有人过来陪他了。

学着理解宝宝的语言，是一直需要进行的工作，但大人还是会经常对宝宝的一些新的表达方式感到惊讶。一些不熟悉的呜咽和持续不断的哭声，经常让大人感到无助（大多数父母都会这样）。有这种担心的时候，就看一下表，大人觉得已经长达 1 小时了，其实可能只有 5 分钟。宝宝的哭声并不一定传达的都是消极的含义，他可能只是想表达一下自己的情感而已，在出生后的 6 个月内，哭声是他能发出的最为寻常和频繁的声音。

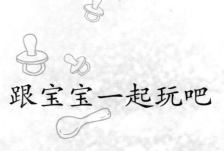
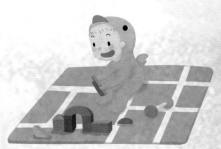

跟宝宝一起玩吧

创造共享时光

到第 2 月和第 3 个月末的时候，宝宝一天到晚只知道睡觉的时光终于成为过去。尽管宝宝睡眠不好你还是会觉得心烦，但是这个时候你已经不再像前几个星期那样心力交瘁了。当大人状态好时，可以带着宝宝去拜访朋友，和其他宝宝的父母聊聊，也可以邀请他人一起散步。

宝宝的社交圈

社交对宝宝来说很重要，如果从小就和其他的宝宝一起玩、一起长大，他肯定会非常开心。就像成年人，可能到现在也还有一群经常碰面的孩提时代的朋友。如果你是朋友中最早生孩子的，就需要在新朋友中找一个大家都有宝宝的社交圈。

一起跳舞吧

选择一些轻柔而节奏舒缓的音乐，如一曲华尔兹或民谣，放录音或自己哼。把宝宝温柔地抱在怀里，轻轻地从一边到另一边摇摆，向前、向后迈着舞步，合着音乐节拍转身或旋转。妈妈和宝宝的这种运动会刺激宝宝耳里的感觉器官和小脑，使他的听觉、位置觉和平衡觉得到良好发展。

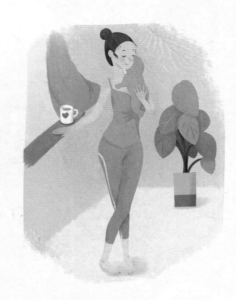

爱笑的宝宝最可爱

在促使宝宝由无意识的笑转变为有意识的笑的过程中，妈妈的眼睛、笑容、语言和抚摸起着强化刺激的作用。

当宝宝笑的时候，父母应及时报以微笑、对话、抚摸，这会使宝宝笑得越来越欢。所以，家长对宝宝的笑要做出及时和积极的回应。

物体识别能力

宝宝很早就表现出一定的知觉辨别能力。有研究表明，3个月的宝宝能从其他图形中区分出妈妈的照片。为了培养宝宝良好的思维能力，家长应充分利用宝宝具有的初步知觉辨别能力，为他提供有代表性的一类物体，让他观察、抚摸，使他在实际活动中认识这一类物体的典型代表。

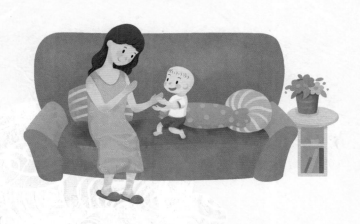

宝宝喜欢和大人聊天

这个阶段的宝宝大多能分辨一些常用词，如"爸爸""妈妈"，尽管他还不会讲话，但所有的语言刺激对他都有效，可刺激他头脑中的"语言获得装置"的活动。"语言获得装置"在接受语言材料的刺激后，能生成一些基本的语法，并积累词汇，创造出人类特有的语句来。

1，2，3，玩具去哪了

妈妈手执一朵红色的绢花在宝宝眼前放一会儿，突然把花一藏，对宝宝说："红花花飞走啦！"这时宝宝会用惊奇的表情看着妈妈。然后妈妈再把花拿出来在宝宝眼前晃晃，并说："红花花又回来啦！"这时宝宝会很高兴，手脚也跟着动起来。反复几次后，当把花再藏起来时，宝宝就会做出寻找的动作。

咦，怎么有两个宝宝

妈妈把宝宝抱到镜子前，一边对着镜中的孩子微笑，一边用手指着说："这是宝宝，这是妈妈。"然后拉着孩子的小手去摸摸镜子。

这样一方面可以促进萌发宝宝认识物体、寻找物体的意识；另一方面可以让宝宝感受镜子这种玻璃制品的质地，丰富其触觉刺激。当然，如果宝宝情绪不好，可暂时停止做游戏。

全家人一起外出度假

宝宝适应变化的能力非常强。在出行前的几天，你可以先让他睡在旅行儿童床里或者摇篮里适应一下。最好和宝宝同睡一个房间，或者同床睡，这样他会更有安全感。

在长途旅行中，要经常把宝宝抱到车外，让他透透气，伸展一下肢体。如果是坐飞机，可以预订一个有足够空间放儿童床的座位。在飞行途中，只要宝宝需要，就给他喝足够的水，并且要保证宝宝吃饱，以免出现脱水的情况。宝宝还可以通过吸奶来适应飞机起飞和降落时的压力变化。如果是长途飞行，还要注意防止妈妈出现下肢深静脉血栓，预防措施有穿紧身衣、多喝水等，每隔几小时就应站起来走动走动。

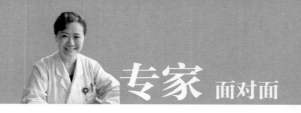

专家 面对面

Q：怎样才能让宝宝睡得舒适又安全呢？

A：可以在你的房间里或者育婴房里，多放一张椅子或者多铺几层垫褥，摆上一盏柔和的灯，以备给宝宝夜间喂奶时用，还可以腾出一个空间，专门用来存放宝宝的尿布。或者在地板上腾出一块干净的区域，作为宝宝的"小游乐园"，可以让宝宝在里面自在玩耍或者享受你的爱抚。

要保持房间里的空气流通。如果你能从宝宝的角度装饰房间，相信装饰出来的效果肯定会大不一样！灯光和房间墙壁的颜色应以柔和色为主调，在低处可以挂一些颜色对比明显的装饰品，不仅可以娱乐宝宝，还有助于他的视力发育。还可以在婴儿床旁边挂一些能动的小玩意儿，来吸引宝宝的注意力。

A：宝宝要到12周的时候，双眼才能独立视物，因此，在12周以前眼睛有斜视是正常的。有时当你看着他的眼睛时，你可能会注意到他的一只眼睛在动，而另一只眼睛则是静止的。宝宝双眼并用的能力，要到3个月底的时候才能发育起来，所以10周大时他还不能双眼并用，只能通过肌肉的力量和大脑，把两眼看到的图像整合起来。因此，在宝宝学会协调地使用双眼之前，有时会看起来有点斜视。但是如果到4个月以后还有斜视，就需要带他去医院检查了。

Q：我的宝宝现在已经10周大了，我发现他的眼睛好像有斜视，这种情况严重吗？

Q：宝宝出生已经3个月了，但他似乎直到今天才能注意听我说话，这正常吗？

A：宝宝听力出现问题的可能性不大。尽管宝宝很喜欢听母亲的声音，但也很容易被其他事物分散注意力。那些对你来说已经习以为常的声音，经常会引起他的注意，比如汽车的声音、电视或者收音机的声音，而且他还会经常注意那些让他很好奇的东西。如果你还担心，可以咨询医生，必要时到医院做进一步检查。

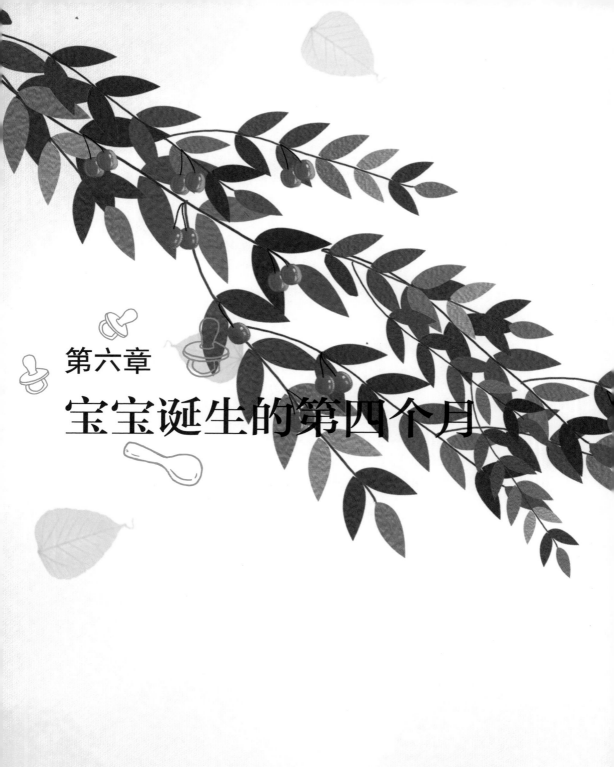

第六章

宝宝诞生的第四个月

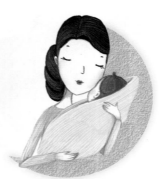

第四个月的时候，爸爸妈妈可以开始着手帮宝宝改掉起夜的习惯了，这样既可以保证爸爸妈妈的休息时间，也可以让宝宝得到更加充分的睡眠。爸爸妈妈应该多试着和宝宝说话，让宝宝熟悉你们的声音，训练他对于语言的理解。

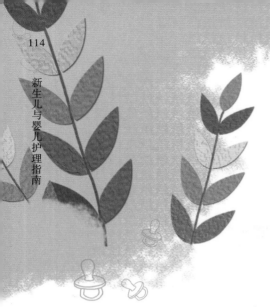

4 个月宝宝的身体

身高、体重、头围、胸围

男婴身高为 60.0 ~ 67.8 厘米，女婴为 58.0 ~ 66.2 厘米；男婴的体重为 5.6 ~ 8.6 千克，女婴为 5.1 ~ 8.1 千克；男婴头围约为 42 厘米，女婴约为 40.9 厘米；男婴胸围约为 42.3 厘米，女婴约为 41.1 厘米。

视觉

宝宝对人脸上的细节和离他近的东西，比较容易集中注意力。他的视野至少能看到 5 米远的东西。他现在已经能够双眼并用，把两眼看到的事物整合成一个三维立体的实物。这就是他为什么能准确地判断出速度、深度和方向的原因。他能够判断出熟悉的物体的移动方向，能用眼睛追踪做离心运动的物体（比如其他小朋友正在玩的三轮车的轮子）。等到他的双手协调性更好的时候，就可以开始研究能见到的、让他感兴趣的东西了。

锻炼视力的小游戏

✚ 只要宝宝喜欢，就多玩镜子游戏。把宝宝抱到镜子前，对着镜子眨眨眼，摇摇头，动动嘴，做个鬼脸，他肯定会被你逗得哈哈大笑。他要是心情好还会模仿你，和你一起做鬼脸，如果他也能把你逗笑，会非常开心，然后继续逗你。这是一个让人非常开心的游戏，要没有合适的镜子，可以用压平的锡箔纸代替。说不准哪天当你和宝宝玩的时候，就会发现他能发出"咯咯咯"的笑声了。当他注意到镜子中有一个和自己长得一模一样的"宝宝"，而且这个宝宝还会冲着他笑，他会饶有兴致地开始和这个"宝宝"聊天说话。

✚ 让宝宝自己挑选颜色鲜艳的会动或者会发声的玩具，只要他喜欢，想把这些玩具"研究"多久就让他"研究"多久。游戏能促进宝宝的身心发育，你可以把玩具放在他旁边来吸引他的注意力，使游戏更加有趣。你还可以试着把桶翻过来盖住玩具，观察宝宝有什么反应。他可能不会想到把突然不见了的玩具找出来，而只是把注意力转向别处。大约6个月时，如果他坐在你的膝盖上玩儿时，不小心把玩具掉到地板上，会往掉下去的地方找，如果没找到，也不会想着往其他地方找。这并不是因为宝宝的视力不好，而是因为他不知道，玩具即使落到了视野之外也还是存在的，他可能认为看不见的东西就消失了。因此，如果你不想让宝宝玩什么东西，把东西拿到他的视野之外，别让他看见就行了，拿走的同时如果能给一个替代品，他会很快忘记原来那个玩具。不仅是玩具，其他东西也如此。

✚ 当宝宝坐在你膝盖上时，书是很理想的玩具，尤其是用卡纸板或者布制成的书。如果在他注意书中颜色鲜艳的彩页时，你能给他念一念书中的文字，或者和他聊一聊，他会更加被这个充满乐趣的书的世界所吸引。

✚ 到户外去，是促进宝宝视力发育的好办法。当你带宝宝外出时，要把路两边的风景、树木多指给他看。

运动机能

仰卧时，宝宝的头部已可以直挺，双手双脚表现出对称的姿势；匍匐时，头部与肩部直挺。有些 3 个月时脖子还无法直挺的宝宝，到了此时期就可以完全挺立。有些宝宝则比较活泼，已可灵活地半翻转身体。也有些宝宝尚无法坐起，不过只要稍微支撑他的头部，便可使他向前直挺。

在 3 个月前，婴儿会有吸吮手指及移动手指的动作，进入第 4 个月，宝宝手部的运动十分灵活，可伸手拿取自己想要的东西，甚至抓紧不放。也就是说，宝宝的眼睛、手、口的协调能力已增强。

手部能够灵活运动，就可以做很多事，例如喝牛奶会握紧奶瓶，喝水时会以手部支撑杯子。当然，此时的宝宝还无法独立使用奶瓶或杯子，不过已具有相关的动作。

Tips:

听力游戏

➕ 宝宝们通过手上的游戏往往能学习到很多，因此，多给他那些能发出啪啪、吱吱的声音，或者能折叠的东西玩，不管是玩具还是家庭用品，只要没有危险就行。

➕ 通过按按钮或者是拍击就能发出各种各样声音的玩具，对宝宝的记忆力发展非常有好处，而且能提高他们手和手指的精细调节能力。玩具发出的哔哔、嘟嘟声也能给他们带来很大的成就感。

➕ 多给宝宝唱唱儿歌，还可以给他念最新的童谣。如果在你唱给他听的同时，还能配合按摩或者能轻轻晃动他的摇篮，那就再好不过了。说不准什么时候他就开始模仿你唱歌了呢！

➕ 听音乐能激发宝宝对音乐的兴趣。如果你家附近有音乐亲子班，就带上宝宝去吧，在这样的亲子班里，他不仅能找到年龄相仿的玩伴，还能在玩中学到很多东西。

听觉

在这几个月中，宝宝定位声源的能力大大提高。他已经能判断出，位于前面和侧边的声音是从哪儿发出来的，不久之后，他将取得一定的进步，正确判断位于头顶上和脸部以下的声源。

交流

尽管宝宝在该阶段的很多动作仍是无意识的，但是他正在逐渐有意识地支配自己的身体。他会摸大人的脸，用手指头好奇地抓大人的鼻子。

如果看到大人手里拿着一个奶瓶，他可能会急切地上下挥舞胳膊，嘴巴一张一合。如果他饿了，但是还没见大人拿奶瓶，也会用这样的肢体语言告诉看护者，他饿了，该给他喂奶了。

注意看他想玩哪个玩具，就把那个玩具递给他。到四五个月的时候，他就会顺着大人所指的方向饶有兴致地观察其他事物。大人抱着他时，他会用手抓大人的肩膀或胳膊，作为拥抱的回应，吃饭时他可能还会碰大人的餐具，"告诉"大人他想尝尝那些食物。

Tips:

交流游戏

让宝宝自己张口说话，要有耐心。在他向你展示刚学会的几个词时，要把收音机和电视都关掉，保持安静，让其他家人也安静下来，然后和他一起玩"镜子"游戏：把你的脸凑近他，发出几个音，然后让他顺着你往下说。即使他没能接下你的话，只是冲着你笑或者盯着你看，也没有关系，下次再试试。现在对他来说，最好的学说话的方式是和别人交谈。如果知道你非常有兴趣听他讲话，他会大受鼓舞。此外，他还喜欢观察你是怎么同别人聊天或者打电话的，也很喜欢听你唱歌。

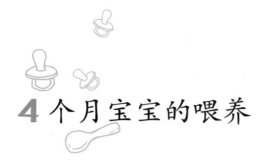

4个月宝宝的喂养

有规律地喂奶

3个月左右时，喂奶的时间间隔要逐渐拉长，以每天5次每次间隔约4小时的节奏来喂食，晚上睡觉后至早上起床为止可以不用喂食。这种有规则的喂食对以后的断奶十分重要，因而不要因大人的饮食习惯而弄乱了婴儿有规律的饮食习惯。

宝宝不喜欢奶粉了

若是采用人工喂养，在宝宝出生1～2个月时，因为牛奶摄取量大，体重会持续上升。但进入第3个月后，大部分宝宝会变得不爱喝牛奶，即使改变牛奶的浓度或温度也无法引起他们的食欲。

据统计显示，这类宝宝的发育状况，绝大多数符合或者超过标准，身体也没有任何异状。在宝宝开始讨厌牛奶之前的一两个星期，会突然提高牛奶的饮用量，体重每天约增加40克。其实，宝宝在满3个月以前，虽然喝了大量的牛奶，但无法有效地吸收牛奶中的蛋白质。过了3个月以后，宝宝吸收蛋白质的能力增强，消化吸收的情况顺利，所以多出的养分会变成脂肪存于体内，因此身体会逐渐发胖。如果摄取了过多的牛奶，宝宝的肝脏和肾脏的负担过重，时间长了便会引发机能失调。因此，拒绝牛奶对宝宝来说属于一种内部器官的自卫性反应，并不算是疾病。

然而，过度漠视这种生理现象也有可能造成不良后果，如果父母一直强迫宝宝喝奶，不做适当调整，恐怕会使宝宝极端地讨厌牛奶。因此，妈妈应体谅宝宝的生理变化，千万不要心烦，让宝宝的肝脏和肾脏获得充分的休息。在这段时间可为宝宝添加果汁和开水，除非宝宝重新对牛奶产生兴趣，否则不要强迫他喝。

4 个月宝宝的睡眠

第 3 个月后是宝宝成长的转折点，和刚出生时相比，他已经变化很大了。宝宝此时的睡眠习惯和刚出生时也不大同了，有的宝宝已经能一觉睡到天亮而不会半夜醒来了。宝宝的睡眠影响着爸爸妈妈的睡眠，尽管在前几个月里，大人可能已经习惯了晚上被吵醒很多次，但现在又可以开始睡完整的觉了，这种好事我想谁都不会抱怨吧！

宝宝的甜蜜梦乡

3 个月时，宝宝每天睡 13 ~ 15 小时，其中白天大约睡 5 小时，大部分宝宝还是会在晚上醒过来 1 ~ 2 次。即使到了第 4 个月，宝宝也不一定能一觉睡到天亮，这也是正常的。父母要有这样的一种信念：随着宝宝长大，他活动得越来越多，吃得也越来越多，白天睡得越来越少，总有一天能一觉睡到大天亮。有些宝宝自己就能一觉睡到天亮，有些则需要父母的鼓励和帮助。现在是时候谈谈睡眠问题了。

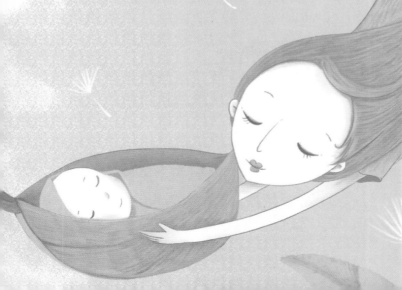

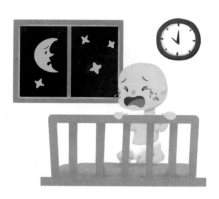

宝宝起夜

　　宝宝起夜的原因有很多，最可能的是饿了。如果不是饿了，就可能是渴了，让他吃会儿奶或者哄哄就又能睡着了。起夜还可能是因为可能觉得不舒服了，也可能是尿了；抑或是穿的衣服太紧了，或者觉得冷了或者热了，可把手放在宝宝的肚子上试试他的体温。卧室内灯光太暗或太亮了，也可能导致宝宝起夜。如果怀疑宝宝病了，要尽快带去医院。

起夜与宝宝白天活动的关系

　　如果宝宝最近才开始添加辅食，他的胃肠道对辅食可能还不是很适应，因此有时候会觉得胃不舒服。宝宝应该有规律的饮食，睡前 1 小时不要进食任何辅食。还要注意宝宝是不是每天都获得了足够的热量和足够的乳汁，认真观察他的体重有没有增长。如果体重正常增长，就说明摄入了足够的乳汁和热量。宝宝白天的睡眠时间不能超过 5 小时，晚上睡觉前的 3 小时也不能睡觉。

帮助宝宝改掉起夜的习惯

每次宝宝起夜，大人采取的措施越少越好。可以轻轻地抚摸他的头或者把他的被子掖好，如果他喜欢含着奶嘴，就让他含着。对他说会儿话也能使他尽快安静下来。

如果采取的措施有效，宝宝下次醒过来时，还可以采取一样的措施。

如果宝宝醒了好一会儿后还没睡着，可能是要换尿布了。换尿布时，别开灯，也别逗他玩儿，尽快给换好就可以了，如果能不换就尽量不换。

如果宝宝睡着之后又再次醒过来，可以试着给他喝点水。水能起到两个作用：一是让宝宝明白现在不是吃奶的时候；二是因为渴了醒过来，喝水正好能解渴。

不管宝宝什么时候醒过来，都可以根据以上这些建议去采取措施。但是要记住，尽量使晚上显得乏味无趣，也不要做任何能使他兴奋起来的事。

宝宝白天的睡眠

等宝宝大点之后，可以慢慢延长他白天的睡眠间隔。如果宝宝喜欢睡长觉，就让他睡吧，但是如果他通常是晚上 7 点或者 8 点睡觉，白天就千万别让他睡过下午 4 点，以免影响晚上的睡眠。长觉睡醒之后，宝宝的其他几觉就不应该超过 45 分钟，时间到了就应该叫醒他，逗他吃点东西或者玩会儿。为了使宝宝在白天睡得更好，千万别让他空着肚子或穿着不干爽的湿尿布入睡，或者在出门前匆匆忙忙地哄他睡觉。安排好宝宝白天的睡眠，有助于他养成良好的睡眠习惯，也能使大人更好地安排他晚上的睡眠。

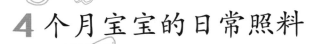

4个月宝宝的日常照料

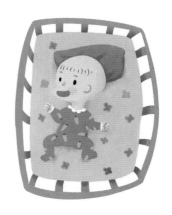

变换室内布置

由于头部的运动越来越灵活，视力和手操作能力也有所提高，4个月的宝宝较之前对周围环境更感兴趣了。因此很有必要改变一下生活的环境，使他有新鲜感，以便提高观察、探索的兴趣和能力。除了床单、衣服、小床周围的玩具、物品，墙壁四周和天花板上的色块、小动物头像图案也可以变换一下。

研究表明，在明快的色彩环境下生活的宝宝，其创造力远比在普通环境下生活的宝宝要高。白色可能会妨碍孩子的智力发育，而红色、黄色、橙色、淡黄色和淡绿色等则能帮助提高孩子的智力发育水平。

生活要有规律

宝宝到了4个月，可以每隔4小时喂1次奶，晚上不用喂，每天喂5次就行了。睡眠情况是白天睡得少，晚上睡得多。白天至多上午睡1次，下午睡1次，每次睡1~2小时就够了。

这个月龄的宝宝，活动也多了起来，因此，若是衣服穿得多妨碍活动，又整天关在家里的话，很可能一到晚上就情绪不振，开始夜哭。另外，有的宝宝此时会因发生疝痛而哭闹不休。

三四个月的孩子最好早上约6点起床吃奶，然后每隔4小时喂1次，分别在上午约10点，下午2点和6点，晚上约10点，共5次。在这中间，晒晒太阳，到外面散散步，逗着玩玩，睡睡觉，晚上洗个澡，10点喂完奶后就让他一直睡到天亮。这样，生活也就逐渐有规律了。

4个月宝宝的体能智能训练

自我意识游戏

随着宝宝和他人交流的增多，他开始喜欢玩人人都能参与的游戏。这段时间也非常适合玩躲躲猫游戏，妈妈可以用手遮住脸来逗宝宝。4个月时，如果大人用手把脸遮住，通过指缝就会看到宝宝一脸茫然，因为他不知道从哪儿才能找到大人，当大人把手移开后，看到大人又突然出现，他就会咯咯地笑起来。到6个月的时候，他已经熟悉了"游戏规则"，不会再茫然，而是高高兴兴地等着大人自己乖乖出现。

听力也是一种观察能力

儿童天生具有聆听声音的兴趣和分辨声音的能力。因此要让宝宝去倾听各种物体发出的响声，让宝宝去认识周围的声音。

要鼓励宝宝倾听声音和发出声音，还要教会宝宝在讲话、唱歌时如何控制自己的音量。

同时，父母要密切关注宝宝的听力。如果宝宝在倾听的时候表现出迷茫或心不在焉的神情，或者对来自身后的声音刺激无动于衷，就很可能有听觉缺陷，父母应及时请医生诊断。

宝宝喜欢玩

这期间宝宝醒着的时间渐渐长了，玩的时间多了。他喜欢和妈妈玩捉迷藏的游戏或玩自己的手和脚，这时要满足宝宝的需要，多和他一起玩。此时的宝宝，用手支着他的腋下，他会在妈妈的膝上伸直双腿。活泼的孩子会两腿不停地乱蹬，这样做，宝宝虽然会高兴，但每次最多只能做 3 ~ 5 分钟，时间不宜过长。

第七章

宝宝都五个月了

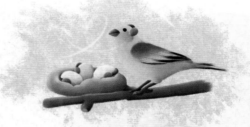

　　宝宝5个月的时候，由于唾液腺已经逐渐发达，宝宝会经常流口水，这时妈妈应该注意开始帮宝宝准备断奶食品。宝宝此时应该很喜欢去外面玩，出去玩可以让宝宝见到更多新鲜有趣的事物，丰富他的视野，也会让宝宝的情绪变好。爸爸妈妈应该和宝宝多交流，维系良好的亲子关系。

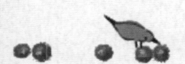

5 个月宝宝的身体

身高、体重、头围、胸围

男婴身高为 61.9 ～ 69.9 厘米，女婴为 59.9 ～ 68.2 厘米；男婴体重为 6.1 ～ 9.2 千克，女婴 为 5.5 ～ 8.7 千克；男婴头围约为 43.1 厘米，女婴约为 41.9 厘米；男婴胸围约为 43.4 厘米，女婴约为 42.1 厘米。

流口水了

婴口中有 3 个唾液腺（耳下腺、下颌下腺、舌下腺），在 5 个月前，因为机能尚未成熟，所以宝宝不太流口水。但是从 5 个月开始，这 3 个唾液腺逐渐发达，宝宝经常流口水，可以为他准备断奶的食品。

运动机能

此时的宝宝无法端正坐好，如果加以支撑可坐 20 分钟左右。由于脚部的力量增加，如果将其抱在膝上，小脚丫会不停踢动。有些宝宝在此时已能完全翻身，当他想拿身边的玩具时就会转过身去。大部分的宝宝只需要稍微帮助就可以翻身，温度若过热，宝宝会把头、手、脚露出被外，甚至踢开被子。手的动作更加灵活，身边的玩具或其他东西，只要眼睛能够看到就会想办法灵活抓住，还能用双手同时抓住两样东西。如果布盖在脸上，会用双手扯掉。

视觉

到第5个月的时候，他的眼神就更富有表现力了。一个邀请的眼神就能让妈妈明白，宝宝是想邀妈妈一块儿做游戏；孤单的眼神是想告诉妈妈，他忍不住快哭了。他会非常仔细地观察妈妈的面部表情，并通过模仿，学习如何通过面部表情来表达心里的想法。如果妈妈不像往日那样对他微笑，而是面无表情，他就会一脸诧异。当他意识到，手是他控制身体不可分割的一部分时，他会非常开心地重复做把手交叉起来，再往外翻的动作。

5 个月宝宝的喂养

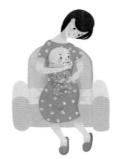

严守哺乳时间

此时期宝宝吃奶的效率增加，本来已有减少哺乳量的趋势，可能现在又再度增加。

从此时开始，必须规定哺乳的次数与间隔，如果还没有进行，妈妈就应该反省自己的做法是否妥当。规定哺乳次数与间隔，并非忽视宝宝的欲望，而是尊重宝宝吃奶的时间，逐渐延长间隔。在非喂养时间宝宝若想吃奶，可给他一些白开水。因为5个月后，需要为宝宝提供断奶食品，如果哺乳时间没有步入正轨就很难顺利进行。

此时期的宝宝需一天哺乳5次，每次间隔4小时，可以按这种标准来决定哺乳时间。

有规律地喂奶

在这个月里，妈妈希望宝宝能减少夜间吃奶的次数，如果能不用起夜吃奶那就最好不过了。宝宝的吃奶量、吃奶频率和晚上的睡眠密切相关。如果从晚上8点到第二天早晨6点或7点，妈妈还需要给他喂1~2次奶，添加辅食之前的这个月，是让他养成新的吃奶习惯的好机会。如果妈妈能大致估计出宝宝什么时间会饿，可以事先准备好辅食，在宝宝饿的时候添加辅食往往比较容易接受。

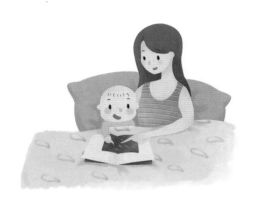

5 个月宝宝的日常照料

哄宝宝睡觉

哄宝宝睡觉是爸爸妈妈们面临的第一个挑战。要营造出睡觉的气氛，比如，调暗灯光，把电视或者收音机的声音调低，让他觉得睡觉的时间到了。也可以播放舒缓的音乐，或者挂一串风铃在他的床前，能使他尽快安静下来，同时还能给他带来安全感。等他大点之后，可能特别喜欢某个玩具，每次都要抱着这个玩具才能睡着。但是别给他太大的玩具，这可能影响散热。有时，宝宝也要吮吸着手指头或者奶嘴才能睡着。

哭和睡觉

有时到了晚上该睡觉的时候，宝宝会有所抗拒。可以哄哄他，直到他安静下来为止。比如睡前给他讲个故事，可能很快就能让他进入梦乡，这个习惯可以一直持续到童年。如果宝宝晚上起夜了，不用采取什么措施，让他自己安静下来会比较好。实际上，很多宝宝到了 3 个月之后，晚上起夜哭闹的次数就比以前明显减少了。如果想让他改掉晚上起夜的习惯，短期内他会有抵触情绪，哭个不停。

哭和宝宝的情绪

哭是宝宝和外界交流的一种重要方式。比如，他会用某种音调的哭声来表示自己很失落。宝宝也会像大人一样觉得失落？当然会，比如当他拿不到想要的玩具或者觉得不舒服，而大人又只顾着煲电话粥不理他时，他就会有种失落感，只能通过哭来让大人知道。只要大人挂上电话，把玩具递给他，他马上就不哭了，不用担心这样会惯坏宝宝，要明白，哭是这个年龄段最自然的表达方式。

四季宝宝照料

5个月的婴儿在春季外出时，最好选在有阳光的、温暖的上午10点到下午3点之间，刚开始只要1天1次，每次10分钟即可。宝宝外出时，最好坐在婴儿车里，头戴遮阳帽，以免受到阳光直射。

夏季气温上升，宝宝喝奶的胃口降低，父母不要勉强他喝奶。如果室内的通风不良，就应带宝宝到户外接触新鲜空气。室温太高时应改用水枕，枕头套和床单要每天换洗，否则容易长痱子。

秋季宝宝睡觉时，经常会把手伸出棉被。出生3～5个月的宝宝，特别容易受到室温的影响，当室内寒冷时，他裸露的手部也会变得冰冷，如果温度不到5℃，就会冻伤。因此，若室温低于5℃时，最好用毛巾包裹宝宝的手部，也可以等他睡着之后再为他套上宽松的手套。

冬季白天应尽量在充满新鲜空气的环境中活动，洗澡后躺在加温的棉被内睡觉，室温不宜低于10℃。

防止发生事故

防中毒　不要把药品、洗涤用品等有毒有害物品放在宝宝能抓住、摸到的地方，以防误食中毒。

防烫伤　不要把热水和热水袋放到宝宝手脚能接触到的地方，以免烫伤。

防落床　5 个月的宝宝手脚活动已很频繁，此时最常见的事故是婴儿从床上掉到地上，最好让婴儿在婴儿车或有栏杆的小床内睡觉、玩耍。

防头部碰伤　父母带宝宝外出乘车时应特别注意保护宝宝头部，座位一定要选择安全的地方。

防指甲划伤　这期间宝宝面部长湿疹而发痒时，会用自己的手去抓，要注意宝宝的指甲，以免他划伤自己。

防窒息　塑料布、塑料袋等掉在宝宝脸上可能引起窒息，所以宝宝睡觉时枕头周围应该没有杂物，要清扫得干干净净。

防玩具划伤　宝宝长到 5 个月后，拿东西时会抓住不放并且胡乱挥舞，容易弄伤自己的脸，所以这期间的玩具应以柔软的为宜。

5 个月宝宝的体能智能训练

美妙的音乐

情感教育须由婴儿时期开始，父母每天的育儿态度与生活方式会对婴儿日后的个性产生重要影响。

如果父母要培养宝宝的音乐素养，必须自婴儿时期起就让他聆听音乐，提高宝宝听觉的灵敏度。不必特意强调情感的表达，只要在日常生活中顺其自然地培养，就可以了。

宝宝能看到很多东西

婴儿是通过观看、倾听、触摸、嗅闻和运动来观察环境和认识世界的。

我们可以运用身边的各种物体，让宝宝观看它们的形态，如大小、长短、色彩、光洁程度等，激发他们观看的兴趣和探索的欲望。

父母还可以设置一些小道具，让宝宝观看不同条件下物体的线条、形状、明暗变化，增强他的动态观察能力。如，把一根筷子放入盛水的杯子里，宝宝会看到折射现象产生的夹角；用一块积木对着灯光移动，宝宝会看到积木在墙上投影的大小。

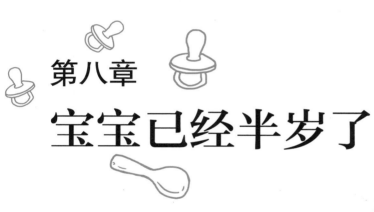

第八章

宝宝已经半岁了

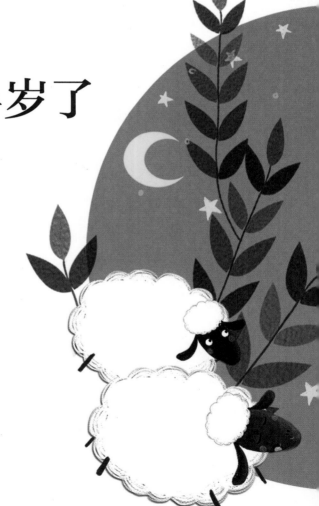

宝宝半岁的时候应该已经开始长牙了，这时候就可以给宝宝添加辅食了。辅食添加一定要选择适合宝宝这个月龄的食物。宝宝长牙后爸爸妈妈应该开始给宝宝刷牙了，要注意宝宝的口腔卫生。爸爸妈妈都应该多与宝宝互动，建立起一家人沟通的桥梁。爸爸妈妈的关系若是有不融洽的地方也应该及时沟通，尽量心平气和地解决问题。

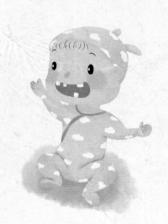

6个月宝宝的身体

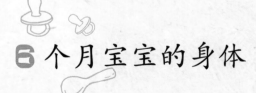

身高、体重、头围、胸围

男婴身高为 63.6 ~ 71.6 厘米，女婴为 61.5 ~ 70.0 厘米；男婴体重为 6.4 ~ 9.7 千克，女婴为 5.8 ~ 9.2 千克；男婴头围约为 43.9 厘米，女婴约为 42.9 厘米；男婴胸围约为 43.9 厘米，女婴约为 42.9 厘米。

宝宝长牙了

大部分宝宝从 6 个月开始长牙，不过长牙也因个人体质不同而有所差异。有些宝宝到了周岁才长牙，如果没有其他异常现象，即使长牙较慢也不要担心。

宝宝的视觉

到第 6 个月时，宝宝的视力已经达到 0.1 ~ 0.2 了，大约是成人的 1/10。他能清楚地看到视野范围内的事物，但是还不能去感知距离和深度。但他理解的东西越来越多，看见的事物（如妈妈的脸、自己的玩具、扶手椅、厨房的炖锅，还有电话等）越来越清晰，接触也越来越频繁，他对这些东西也记得越来越清楚。每次看到熟悉的东西，宝宝都会试着判断它的质地和重量，并且会从记忆库里调出以前储存的有关这个东西的信息——比如它是不是能动，怎么动，会发出什么声音，闻起来什么气味，放在嘴里的感觉如何等。到 6 个月底的时候，即使妈妈和他分别 2 个星期以上，再见时他也能毫不费力地认出来。

宝宝的听觉

尽管在 1 岁以内，他的判断能力和速度还不能和成人比，但到 6 个月的时候，他已经能判断出位于身后的声源。等到能灵活使用小手的时候，他开始关心是不是任何东西都能发出声音，从自己发出的牙牙学语声，到用脚后跟拍击地板发出的啪啪声，只要物体在他的摆弄之下发出声音，他就会大受鼓舞。此时宝宝在听力上的发展，主要和语言学习有关。当他注意到别人张开嘴的时候，就会等着别人发出声音，如果等了一会儿之后还没听到说话声，就会觉得非常奇怪。

运动机能

此时，宝宝的运动机能一般是由上至下发展，从脖子开始，进而扩展到手、腹、足部的。另外，此时宝宝已可独自坐一会儿，由数秒钟到 1 分钟并会逐渐延长，并可弓着背，以双手拄地支撑片刻。

宝宝踢腿的力量愈来愈大，喜欢在成人的膝盖上踢动脚部，大部分的宝宝可以翻身，不过会因个人差异而有不同。愈有机会翻身，宝宝就愈会翻身，如果身边有玩具，他就会翻身拿取，渐渐地动作就会越来越灵巧。

宝宝还可以灵活运用小手，坐着时可用双手拿住玩具，或将玩具从一只手换至另一只手，也可将手上的东西不停地拍响。

嗅觉和味觉

宝宝一直在无意识地使用他的嗅觉，而且嗅觉也是他最灵敏的一种感觉。味觉当然也很重要，通过味觉，他能感觉出放进嘴里的东西的质地以及味道如何。这两种感觉在他认识世界的过程中起着举足轻重的作用，能协助他的大脑把具体事物的外观、给人的感觉、味道以及气味整体结合起来，从而使他即使只能看见事物外观，或者只能听见声音时，也能大致猜出这个事物的特征。如果他玩过球，如用嘴舔，用手击球或者把球滚来滚去，球在他脑海里的特征就是：能滚动。如果已经开始添加辅食了，那对他而言，就开始了一场全新的味觉盛宴，很多他以前只能看一看或者只能闻一闻的美食，现在都能开始细细品尝。

咦，我是不是见过你

宝宝可识别出人的脸，他对妈妈的脸非常熟悉，对于经常相处的家人和偶尔看到的人可清楚地区别，不久就会开始认人。

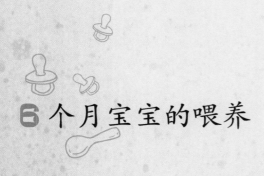

6 个月宝宝的喂养

断奶食品

现已可完全给宝宝吃断奶食品了，在最初的 1 个月，每天给他吃 1 次糊状食物，直到他想喝母乳时才给他喝。

婴儿一看到奶瓶就会高兴得手舞足蹈，甚至用手去抓奶瓶，却还无法独立握住奶瓶。渐渐地他也会对固体食物产生兴趣，表现出想吃的样子，这时候就是供给断奶食品的最佳时机。

这段时期的喂养，一天应进行 5 次哺乳，标准的哺乳时间是上午 6 点、10 点，下午 2 点、6 点，晚上 10 点。断奶食品可安排在这些时段当中的 1 次，例如在上午 10 点哺乳前供给。

用勺子喂食糊状的断奶食品时，起初宝宝会有奇妙的表情，蠕动一下嘴部，然后以舌头推出，这时必须耐住性子用勺子接住，再送入口中，这样一来婴儿就会逐渐接受，甚至一口吞下食物。

开始添加辅食

宝宝从什么时候开始添加辅食最好？目前比较一致的观点是，足月产的宝宝应该在 16 周以后添加辅食，如果是早产儿，还应该算入早产的时间。有些宝宝的断奶时间更晚。宝宝要到 6 个月底的时候才能完全适应辅食。即使每次辅食的摄入量都不多，也没关系，应该顺其自然，宝宝会慢慢适应的。过早地给宝宝添加辅食可能引起疝气痛，也可能导致便秘和腹泻（腹泻比较少见）。如果宝宝出现食物不耐受，很可能是过早添加辅食的缘故。每个宝宝都需要时间来适应辅食，免疫系统也需要逐渐完善。

应配合婴儿的状态喂食

宝宝已具有咀嚼的能力，要借着断奶食品的增加，使宝宝逐渐学习嘴部嚼动的动作。不过学习情形因人而异，有些宝宝能顺利吞下食物，也有些宝宝嘴部一触及勺子就会号啕大哭，完全不肯接受断奶食品。在喂食时应配合宝宝的状况进行，不管如何，都需借助固体食物，使婴儿逐渐学习咀嚼的动作，如果在这段时期不供给固体食物，婴儿便无法加以练习，因为咀嚼能力不是天生的。

但是过分勉强也无法达到效果，喂食断奶食品对婴儿而言是一件新鲜事，所以应充分观察婴儿的情况，配合婴儿的状态进行。

宝宝可以尝试的食物

开始时可以先给宝宝吃甜蔬菜，如胡萝卜和山药，之后再慢慢增加马铃薯、香蕉、小胡瓜和花椰菜等。为了尽量不损失这些食物中的营养成分，可以蒸熟，再捣碎成糊状。先把硬的水果捣碎，如苹果，再把梨、香蕉、桃子、油桃等捣碎。

在市场上有各种各样的辅食出售。最重要的是，要严格按照包装上的说明混合、储存，还要注意适用的年龄段。为了提升辅食的营养价值，可以把辅食和母乳或配方奶混合食用。

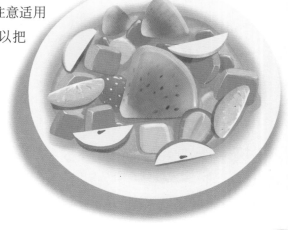

宝宝进餐时间参考

除了吃奶外，可参考添加以下食物		
时间进度	进餐时间和食物	备注
第1～4天	早上晚些时候/中午：1茶匙婴儿谷类食物和母乳（或者配方奶）的混合物	先吃一半奶，再吃辅食，最后再吃剩下的一半奶
第4～7天	早上晚些时候/中午：1茶匙婴儿谷类食物和母乳（或者配方奶）的混合物	先吃一半奶，再吃辅食，最后再吃剩下的一半奶
第4～7天	晚上，睡前至少1小时：1茶匙梨泥	先吃一半奶，再吃辅食，最后再吃剩下的一半奶
第2周	午餐：1～2茶匙蔬菜泥（比如胡萝卜）	先吃一半奶，再吃辅食，最后再吃剩下的一半奶
第2周	晚上，睡前至少1小时：2茶匙蔬菜泥和婴儿米粉，再给1茶匙水果泥	先吃一半奶，再吃辅食，最后再吃剩下的一半奶
第3～4周（一直持续到第5个月）	午餐：蔬菜或者水果泥	水果和蔬菜的种类要经常变化，大概每3～4天就要换一次，量可逐渐增加
第3～4周（一直持续到第5个月）	晚上，睡前至少1小时：混有蔬菜泥的婴儿米粉，如果宝宝喜欢还可以接着再吃点水果	水果和蔬菜的种类要经常变化，大概每3～4天就要换一次，量可逐渐增加
第5个月和第6个月	早餐（吃了一顿奶之后）：给宝宝吃点混有水果泥的婴儿谷类食物	宝宝想吃多少就让他吃多少，他不会吃得过多的，即使吃得太多了，也会把多吃的那部分吐出来
第5个月和第6个月	午餐：吃点混有蔬菜的马铃薯泥或者婴儿米粉	宝宝想吃多少就让他吃多少，他不会吃得过多的，即使吃得太多了，也会把多吃的那部分吐出来
第5个月和第6个月	晚餐：甜蔬菜（如胡萝卜、甘蓝或者菜花），1～2茶匙谷类食物，最后再吃点水果	宝宝想吃多少就让他吃多少，他不会吃得过多的，即使吃得太多了，也会把多吃的那部分吐出来

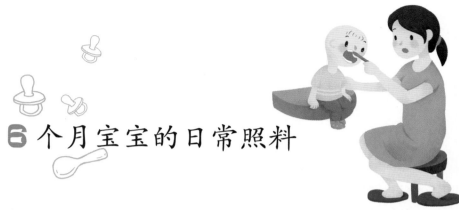

6 个月宝宝的日常照料

宝宝要刷牙啦

婴儿从 6 个月左右开始出牙，2 岁左右乳牙全部萌出，共有 20 颗。乳牙的使用时间为 6 ~ 10 年，而这段时间正是小儿生长发育比较迅速的时期。如果牙齿发育不好，会影响他对营养物质的消化吸收，有碍健康，同时还会影响他的容貌和发音，因此保护好乳牙十分重要。

乳牙在胎儿期就已经发育，乳牙的好坏很大程度上取决于妈妈在孕期的营养。

正确的吃奶姿势

吃牛奶的宝宝会因吃奶姿势不当或奶瓶位置不当形成下腭前突或后缩。宝宝经常吸吮空奶嘴会使口腔上腭变得拱起，使以后萌出的牙齿向前突出。这些牙齿和颌骨的畸形不但会影响宝宝的容貌，还会影响其咀嚼功能。因此，宝宝吃奶时应采取半卧位，奶瓶与婴儿的口唇呈 90° 角，不要使奶嘴压迫上下唇，不要让宝宝养成吸空奶嘴的习惯。

适当吃粗硬食物

出牙后要常给宝宝吃些较硬的食物，如饼干、烤面包片、苹果片、胡萝卜片等，以锻炼咀嚼肌，促进牙齿与颌骨的发育。1 岁以后大牙（臼齿）长出后，应当经常吃些粗硬的食物，如蔬菜等，因为如果仍吃过细过软的食物，会使咀嚼肌得不到锻炼，颌骨不能充分发育，但牙齿却仍然生长，这就会导致牙齿拥挤、排列不齐等。

要及时治疗乳牙病

乳牙因病而过早缺失，恒牙萌出后位置会受影响，使得恒牙里出外进，造成咬合关系错乱，导致多种牙病的发生。

终于可以坐车出门啦

婴儿的头能挺住了以后，就可以用婴儿车带他外出了。可将婴儿车调成近似于座式的姿势，再用毛巾把宝宝的腰固定住，系上安全带。背式的车子可使其视野开阔，不过与妈妈面对面的对面式也会使婴儿感到高兴。

开始时，可让婴儿坐 15 分钟左右，以后逐渐延长到 30 ~ 60 分钟。婴儿在车里的位置比怀抱着的位置低，容易受到汽车废气和灰尘的影响，因此最好选车辆少的路走。

别让宝宝独自待在婴儿车里，即使是只离开一会儿，也要带着宝宝，以防发生意外。如果想带他到远处游玩，至少要等到他 1 岁时。

宝宝的社交圈

宝宝 6 个月以后，有些妈妈觉得照顾宝宝比较容易了，疲惫期也过去了，可以重拾结交新朋友的勇气，可以参加一些宝宝的圈子。至于参加什么样的组织，则取决于宝宝的年龄，例如能唱儿歌和跳舞的音乐小组、游泳班、婴儿抚触班，在这些地方，宝宝可以一起玩，而妈妈则可以边喝茶边与其他家长闲聊。这时大人和宝宝的社交需求就都满足了。

6 个月宝宝的体能智能训练

感情丰富的宝宝

宝宝 6 个月大的时候，对周围的事物有了自己的观察力和理解力，似乎也会看大人们的脸色了。宝宝对外人亲切的微笑和话语也能报以微笑，看到严肃的表情时，就会不安地藏到妈妈的怀里。当妈妈两手一拍，伸向宝宝时，宝宝就知道妈妈是想抱他，也就欢快地张开自己的胳膊。当妈妈拿起奶瓶朝宝宝晃晃，宝宝就知道妈妈要喂奶，于是就迫不及待地张开小嘴。有时妈妈假装板起脸来呵斥，宝宝的神情也会大变甚至不安或哭闹。对一些经常反复使用的词语，比如"妈妈""爸爸""吃奶"和"上床睡觉"等，宝宝已能理解。

爱玩是天性

这个时期，宝宝身体的重心已经稳定，能坐着和翻身，所以父母不应让婴儿整天躺在床上。

爸爸可以把宝宝放在自己膝上跳动，将宝宝高举，或帮助他做体操。

可给宝宝安全性强的玩具，即使放入口中也不会受伤。

平常，除了经常与妈妈接触外，也应试着让宝宝与外人接触沟通。

宝宝聪明着呢

一般说来，如果一个孩子的精细动作能力、操作物体的能力、言语能力和与人交往的能力与大多数宝宝的发展水平相差不大，就没有理由怀疑宝宝的智力是否不正常。这里需要强调的是，宝宝与宝宝之间是有个体差异的，每一个宝宝都是按自身的特点在发展着。

东西去哪了

让宝宝坐在妈妈腿上、桌子跟前，把一样小巧的玩意儿，如扣子等扔到桌上，趁宝宝看见的时候，将杯子扣在扣子上面，然后让宝宝的手接近桌子，当宝宝把杯子拿起来了游戏就算完成。这样可进一步训练孩子寻找物体的能力，同时，通过抓举较大的物体，开始锻炼孩子的手指小肌肉。

注意：不要让宝宝拿着扣子之类的小玩意儿玩，以免误吞进肚子里。

撕纸玩

给宝宝一些干净的纸，让他撕，纸张可以从薄到厚，由小到大，锻炼宝宝手部肌肉能力。玩过几次后，妈妈可以把纸撕成三角形、圆形、方形，摆在宝宝面前给他看。这样既可以锻炼宝宝肌肉，又能丰富他的视觉体验。

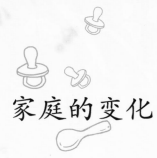

家庭的变化

妈妈的感受

当妈妈要和宝宝分开，会感到伤心；当妈妈看到宝宝情绪健康发育良好时，又会感到很欣喜。尤其如果妈妈采取母乳喂养，受激素的影响，在没有睡好的情况下，情绪会很暴躁。尽管这一阶段相对于前 3 个月容易一些，但可能少了一些新生命降生而带来的惊喜。当面对为人父母的角色时，有的父母会感觉到忧郁，这时可能患上产后抑郁症。幸运的是，宝宝会通过自己咯咯的笑声、充满爱意的抚摸让父母意识到自己的存在。很多父母觉得这是他们一生中最快乐的时光，那种自豪感和快乐之情远远超出想象。

妈妈与爸爸的关系

妻子和丈夫现在有更多的时间和精力继续加强与宝宝的亲子关系。如果感觉沮丧，或者与配偶疏远了，现在就多花一些时间待在一起，建立起沟通的桥梁，逐渐找出导致冲突和意见不统一的原因。在学会处理问题的同时，也能改善彼此的关系，夫妻俩的角色和期望会因接受为人父母的现实而改变。

还可以通过育儿的圈子结交新朋友，如果现在感觉照顾宝宝比以前容易多了，就能有更多的时间外出参加各种社交活动，这也有益于夫妻关系。

妈妈的形象

作为母亲，现在可能与宝宝完全步调一致，并且感觉良好。如果体重仍未下降，可能会觉得沮丧。换一种方式，不要优先考虑吃得饱，而是考虑营养，简单地改变却会让妈妈受益匪浅。与丈夫相处得如何，包括是否重新开始性生活，都会需要注重自己的形象。当宝宝很小的时候，妈妈们通常把自己的位置排在最后，而此时，是时候要多考虑一下自己了。如果连洗头都没有时间，就不可能有积极的心态。妥善考虑所有的因素对一个人，特别是新手妈妈来说是个挑战，但相信在得到家人支持、做好计划的前提下，很快就会找到平衡点。

爸爸的影响

经过最初几个月的磨合，爸爸已投身到幸福家庭的生活中，并且学会了很多照顾宝宝的方法，心中充满自豪和爱意。

在宝宝 6 个月时，有些爸爸的兴奋之情会一落千丈。不再有妻子怀孕时那种等待的感觉，也不用像产后那样照顾新生儿和正在恢复的妻子，生活也开始变得忙碌起来，经常会感觉受到限制。另外，如果妻子把主要精力放在宝宝身上，很少倾听丈夫的想法，丈夫就会感到置身于妻子的生活圈子之外。如果新手爸爸的情绪低落，最重要的是多留给自己一些时间，如果可能，也可以向别人倾诉内心的感受。

工作与家庭

妻子可以跟丈夫轮流照看宝宝，这样能保证至少有一个人跟宝宝待在一起，或者雇一个育婴嫂。如果经济条件不允许，就需要考虑花销的问题。这对每个为人父母的人来说都是很现实的问题。

如果享受工作带来的快乐，并因此收获丰厚，就不会为家里的经济状况而担忧。如果不喜欢现在的工作，就没有必要因为很少的工资而与宝宝分离。或许可以找一份新的、更适合自己的工作，可能是倒班的、可以在家工作，或者可以带上宝宝进行适合的工作。

专家 面对面

Q：我的宝宝6个月大，他非常依恋一条白色的小毯子，喜欢在睡觉的时候拿着、含在嘴里。但是它已经脏了，我能洗吗？

A：很多宝宝都依恋让他们感觉舒服和安全的物品，可能是安抚奶嘴、玩具、毯子或者是一件衣服，这很正常。宝宝需要舒服的感觉是没错的：闻到并吸吮毯子让他感到有信心，帮助他建立起安全感。这样做是因为他喜欢这种闻和尝的方式。如果你认为得洗毯子，不要剥夺他这种熟悉的感觉。把毯子剪成两块或几块，先洗其中的一块。白天的时候给他洗干净的那块，晚上给他旧的那块。过了几天后，洗干净的毯子上有了同样让他感到舒服的味道，这时再洗那块旧的毯子。有2块及以上让宝宝感到舒服的毯子是非常有用的，一旦宝宝能自己活动了，拉着它在屋里转来转去，或者在床边跌倒的时候，你就会庆幸自己手里有块备用的毯子了。

A：如果你觉得这样剥夺了你和丈夫亲密的时间，就有足够的理由去做一些改变。夫妻两人共同商讨后都同意这样做，就逐渐让宝宝到自己的地方睡觉。给她介绍她的小床，并且盖带有你气味的毯子。白天打盹的时候，让她睡在小床上，几天过去，让她晚上也睡在小床上。如果她通常睡在你的身边，可能会反对你这样做，你就只能慢慢地减少与她同睡的时间。她不仅习惯了你的感觉和气味，还已经习惯了你睡觉时发出的声音。

Q：我们喜欢和6个多月大的女儿一起睡觉，但这样我和丈夫就没有了自己的空间。现在能让她睡到自己的床上或者自己的卧室吗？

如果把她移到自己的房间去，她感觉不到你的存在，就会变得非常不高兴。开始的时候，把她的小床放在你的卧室里，当你觉得时机成熟了，就把她的卧室介绍给她。如果这个月做了这种改变，就要做好一切准备工作，避免宝宝坠床的可能。几个月后，当她对分床或分房睡表现出担忧时，就很难分床或分房了。

Q: 我的宝宝在 13 周的时候开始翻身了，但是当他仰卧的时候就会哭，因为他不能转换成俯卧的姿势，现在仍是如此。我该怎样帮助他呢？

A: 在宝宝 7 个月前，很难从仰卧的姿势转换成俯卧的姿势，通常在 16 ~ 20 周可以从俯卧的姿势转换成仰卧的姿势。你的宝宝正在一次次地进行尝试，这能增强他的力量和控制力。他需要发展自己的"颈部反射"，这样才能让肩膀跟着头部转动。你能做的是，帮助他不停地尝试，经常让他采取俯卧的姿势，从而增强肩膀、颈部和胳膊的力量，同时帮他做一些婴儿按摩和伸展动作，以促进身体的柔韧性和协调性。记住，他会做出让你意想不到的事情：当他能滚动时，会让自己置身于危险之中，这时千万不要离开他。

Q: 当我叫宝宝的时候，她好像并不将头转向我，她 4 个月的时候可不这样，现在为什么没反应了呢？

A: 导致这种情况的一般原因是，你的宝宝只是对她周围的环境太感兴趣了，她已经熟悉了你的声音，并忽略了你的存在。事实上，她的大脑正在忽略熟悉的背景声音和景象，这样她才能学习新知识。如果一段时间后她依然忽略你的存在，你也为此感到担心，可以请医生为宝宝做一次听力检查。如果确有问题，最好尽早发现，越早治疗效果越好。最常见的原因是咽鼓管堵塞，黏性分泌物堵住了中耳道从而引发感染，通常发生在冬天。宝宝出生时听力正常，因患有疾病，如脑膜炎、囊虫病而导致听力丧失的情况并不常见。如果是遗传原因，会越来越严重，这意味着宝宝在 3 个月时听力可能还正常，到 6 个月及以后则听力会下降。这种情况通常是有家族病史。

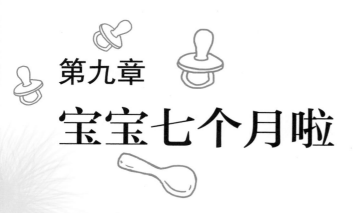

第九章

宝宝七个月啦

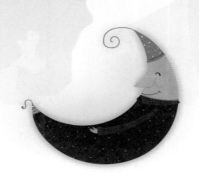

　　宝宝开始吃辅食后，妈妈也应该开始帮助宝宝养成良好的饮食习惯，尽量让宝宝自己坐在餐椅里吃东西。这时候宝宝应该已经比较活跃好动了，所以爸爸妈妈在与宝宝玩耍的时候要格外注意他的安全，防止意外的发生。

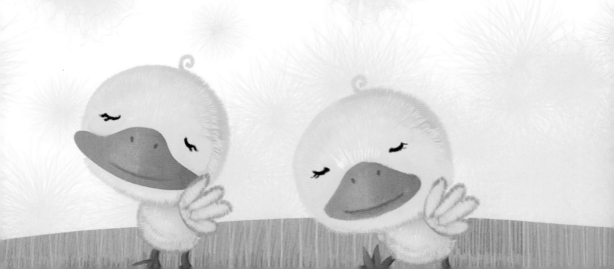

7个月宝宝的身体

身高、体重、前囟门

男婴身高为 65.1 ~ 73.2 厘米，女婴为 62.9 ~ 71.6 厘米；男婴体重为 6.7 ~ 10.2 千克，女婴为 6.1 ~ 9.6 千克；这个时期的宝宝，前囟门开始逐渐变小，囟门大小多在 1.5 厘米以内（对边中点连线 的距离）。

长牙

此时的婴儿已长牙，一般先在下边长出 2 颗牙，不久，上边也同样长出 2 颗牙齿。但是牙齿的生长时期有很明显的个体差异，不同婴儿长牙的时间会有很大不同。此时，宝宝虽然已长出了 4 颗牙，却依然没有咀嚼的能力。

听觉

宝宝的听力相当发达，听到悦耳的声音表情会很愉快，听到嘈杂的声音则会皱眉。他还会分辨声音，对妈妈或听惯了的人的声音会有不同的反应。

视觉

7 个月时，宝宝每次看着某样东西，都会从很多不同角度进行分析。你会发现，这么大的宝宝大部分都喜欢关注细节，对事物的轮廓或者大体的形状并不在意，反而注重吸引他的细节，比如大小、材质和硬度，以及突出的或有颜色的点（比如，压着它们时会移动或者发出声音）。给宝宝一个门已经打开、按钮吱吱叫或者弹出式的玩具，即使你不告诉宝宝这是怎么回事，他也会立刻找出原因。

运动机能

宝宝可以独自坐稳，甚至可以长时间坐下来游戏，也会匍匐在地上，以单手支撑身体，用另一只手去拿玩具。手指的运动变得灵活，能够发现掉在地上的小东西，然后捡起。但是以手指捏小东西似乎还很困难，因为这个动作需要指尖细小肌肉的协调能力，还需要随着神经系统的发达逐渐做到。如果此时宝宝便能做到这一点，即表示他的神经系统发育得极为顺利。假如花了很长的时间才学会用手指捏东西，则表示有问题。

同时，宝宝的足部力量逐渐加强，在大人的膝上会不停踢动，如果给他一定的支撑，他也可以站一会儿。宝宝可以自由自在地翻身，虽然尚无法爬行，但是能以手腕支撑身体，慢慢爬动。

容易感染疾病

长牙时，宝宝可能会发烧，也就是"智慧热"，其实大部分是由于滤过性病毒引起的。刚出生的宝宝，体内具有来自母体中的抗体，所以不易感染疾病。但是，过了 6 个月后，抗体已逐渐消耗殆尽，所以从此时期开始，稍不注意就可能感染疾病，患感冒的机会大为增加。7 个月到 2 岁，是一生当中患病最频繁的时期，一般而言，每隔 1 ~ 2 个月就会患上一次感冒。

交流

在 6 ~ 9 个月时，宝宝的交流能力有了很大的提高。他能通过眼睛观察事物，然后伸出胳膊拿东西，甚至把它们拿给大人，和大人分享自己的发现。尽管宝宝在控制口腔和语句结合方面有了一定的提高，但仍然不会"说"出来，因此，他不断增长的肢体意识在交流中就很重要了。宝宝能通过自己的肢体语言将意思表达得非常清楚。

学说话

宝宝的发音逐渐增多，和其他人的交谈也多了。7 个月左右时，宝宝发现改变嘴唇和口腔的形状，从辅音到元音再回到辅音会更容易，就会发出一串咿咿呀呀的声音。

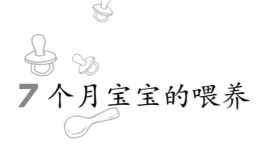

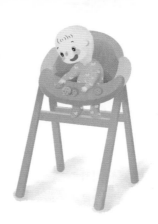

7个月宝宝的喂养

辅食的种类

加辅食 1 个月后，若一切顺利，可将辅食增加为上、下午各 1 次。如果宝宝肯吃，可酌情增加他的食量。母乳或牛奶则视宝宝需要，吃多少给多少即可。在食品种类上，不可只注重某种营养，应注重营养的均衡及烹调的技巧，让宝宝吃得更有味道。味道清淡、煮得熟烂、定时喂食，这些就是哺喂断奶饮食的原则。

宝宝的饮食习惯

良好的饮食习惯要从小养成。尽量让宝宝坐在一个地方吃东西，不要来回边移动边吃。可以给宝宝穿上围嘴坐在桌子边，给他餐具让他尝试自己吃，不要怕宝宝把食物弄得到处都是。

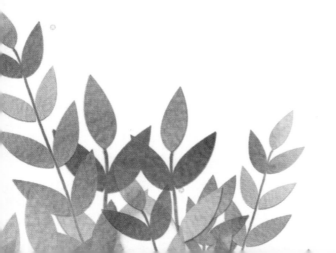

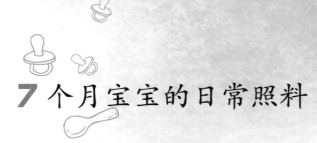

7 个月宝宝的日常照料

睡眠时间有个体差异

此时宝宝的睡眠时间，每天平均为 11 ~ 13 小时，白天 3 小时，夜晚 8 ~ 10 小时。由于睡眠时间因人而异，有些婴儿多于这个时间，有些则少于这个时间。虽然说睡眠时间有差异，但只要发育正常就不必担心。

有些宝宝会上午、下午各睡一次觉，有些则分为 3 ~ 4 次睡；夜晚睡眠时间有的很长，有的醒来 1 ~ 2 次。如果是母乳喂养的，只要宝宝一哭泣，妈妈就应立即哺乳，或以温开水代替奶水，也可轻拍肩膀使其入睡，或握住宝宝的手让他感到安心。

夜哭

3 ~ 10 个月的婴儿都可能出现夜哭的情形，到了 7 ~ 8 个月，仍有很多妈妈为婴儿的夜哭而感到烦恼。

白天活动量少或是没有外出散步都可能是致使宝宝夜哭的原因，此外，尿布湿了或者客人来访，宝宝过度兴奋，或是前往陌生的场所也是主要原因。

父母白天不要扰乱宝宝的活动，以散步、日光浴、体操作为活动，不可给他过于强烈的刺激而让宝宝过度兴奋，及时更换尿布也可以减少婴儿哭泣。

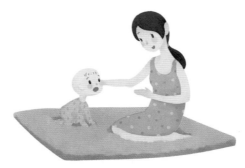

妈妈能解除宝宝的不安

认人的时期与程度因人而异，不可以此来判断宝宝的智力发育水平。

在认人的阶段中，当妈妈或其他比较熟的人站在宝宝面前时，宝宝会自然地移动身子，伸出双手，要对方拥抱。

经常接受妈妈及熟人的拥抱，宝宝就会感知到陌生人给予的恐惧与熟人给予的安全感有何不同。久而久之，宝宝就会知道，妈妈是一位可以为自己解除不安与恐惧的人。

防止意外

由于宝宝的运动机能渐渐发达，手指变得灵活，也就容易发生意外，尤其经常会把东西放入口中而出现窒息的危险，所以必须将豆子、纽扣之类的东西放在宝宝不易拿到的地方。同时，还应防止宝宝灼伤、跌伤。

游戏

让宝宝充分地运动，使其情绪保持稳定可帮助其入睡。同时，增加社交性的活动，适当带他出去和朋友玩耍，让他看看其他孩子的活动，尽可能多地接触外面的世界。

7个月宝宝的体能智能训练

指拨玩具

让宝宝坐着，妈妈用手握住宝宝的食指，教他拨弄玩具，使玩具转动或发出响声，引起他的兴趣；或自制一个练习抠洞的硬纸盒，纸盒上面贴上有趣的图画或画上小动物的脸，在上面打开一个个的小洞，让宝宝用食指抠洞玩。这些方法能训练食指动作，促进手部肌肉发育。

捡豆豆

妈妈准备一些类似溶溶豆的小零食放在宝宝面前，让宝宝用手去拾，开始时要加以引导。这样能训练宝宝拇指与食指去捏拾细小物品这一精细动作和手眼协调能力，有利于促进大脑功能的发育。

需要注意的是，孩子捡豆时，家人应在一旁照看，以免孩子误吸误食。如没有溶溶豆，可用蚕豆、纽扣、棋子、小糖块等小物品来代替。

拍拍手、点点头

与宝宝面对面地坐着，先握住他的两只小手，边拍边说"拍拍手"；然后不要握他的手，边拍手边有节奏地说："拍拍手"，教他模仿。也可以用"点点头"来启发宝宝的模仿力与语言理解力。

漂亮的颜色

把玩具堆成一堆，妈妈把红色的玩具一样一样拣出来，每拣一样给宝宝看一下并说"红色的"，再把其他颜色的玩具照样分开堆。然后把玩具重新混在一起，叫宝宝分。如果宝宝一时还不能很好地做这件事，妈妈可以协助或提示宝宝，帮助他完成这个游戏。

这个游戏可以提高宝宝的色彩感和思考能力。

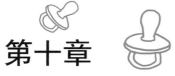

第十章

宝宝都出生八个月了

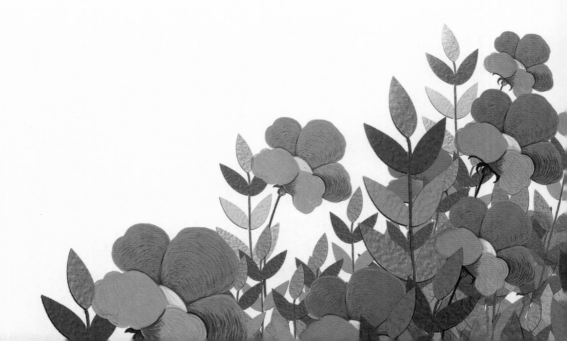

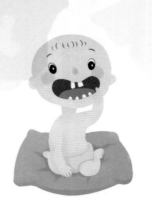

　　宝宝此时添加的辅食种类已经越来越多了，这也是宝宝探索这个世界的美好的过程。爸爸妈妈在照顾宝宝生活的同时也应该观察宝宝的情绪变化，并且试着从中找到规律，帮助宝宝缓解心理上的压力与沮丧情绪。宝宝这时候会喜欢爬来爬去，所以要注意保护宝宝的安全。

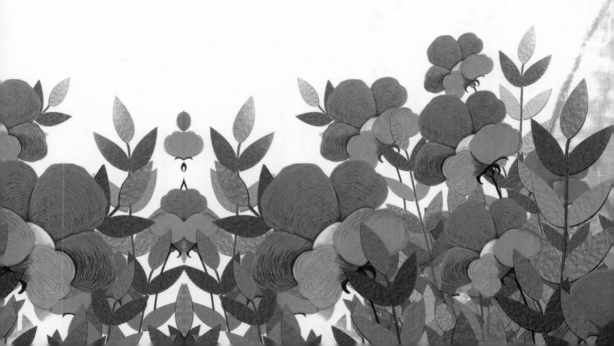

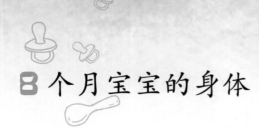8 个月宝宝的身体

身高、体重、头围、胸围、牙齿

男婴身高为 66.5 ~ 74.7 厘米，女婴为 64.3 ~ 73.2 厘米；男婴体重为 7.0 ~ 10.5 千克，女婴为 6.3 ~ 10.0 千克；男婴头围约为 45 厘米，女婴约为 43.8 厘米；男婴胸围约为 44.9 厘米，女婴约为 43.7 厘米；宝宝在这个时期可长出 2 ~ 4 颗牙齿。

运动机能

宝宝可以转身拿东西了。翻身的技巧也更加灵活，如果让其仰卧，他会立即翻成匍匐的姿势。若宝宝乖巧地仰卧在床上时，也会自由活动手脚，甚至抬起头挪动身体。

新生儿时期的仰卧姿势，都是头朝正面，左右手脚微微变曲，形成对称的姿势。而到了会翻身时，就不可能再保持这种仰卧的姿势，可说是姿势多样化了。

在第 8 个月，发育较快的宝宝已经可以爬行，最初只是以手拄地，把腿弯曲，渐渐地会往后爬行，进一步的就是往前爬行。

该阶段宝宝脚的力量得到加强，扶住东西可微微站起，如果将其抱起，只要稍加支撑，就可以站一会儿。

手指的运动比上个月更发达，可以用拇指、食指、中指灵巧地捏起小东西，脑部的神经系统逐渐成熟。

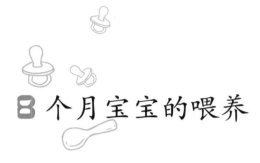

8 个月宝宝的喂养

断奶食品

有些宝宝喜欢玩食物，用嘴巴咬一咬再拿出来揉一揉，就是不想吃下去。这可能是因为宝宝根本就不饿，父母可将进食的时间延后。如果婴儿对一成不变的食物感到厌烦，那么父母就要变换断奶食品的种类了。

食品种类增多

看到大人在餐桌上进食，宝宝会不停伸出手发出声音，慢慢地他可以抓住餐具，用双手将碗捧到嘴边，只是无法自行食用。

宝宝的咀嚼运动越加灵活，已经可以真正地咀嚼。妈妈最好每一次都花费心思来准备断奶食品，逐渐增加种类，让宝宝有更多的体验。

奶量与次数

食用断奶食品后，应仍让宝宝充分吸取母乳或牛奶。由于断奶食品的量大大增加，因此大部分的宝宝奶量会减少，每次最多只喝 150 毫升。

宝宝摄取奶量的多少也是因人而异的，宝宝每天的心情与食量不同，奶量也会有所不同。

从 5 个月开始可逐渐减少母乳喂养次数，到了此时，每天只需哺乳一次或两次即可，不足的部分再以牛奶补充。

宝宝的情绪变化

宝宝为什么哭

这一阶段宝宝哭的大部分原因是跟大人分离的焦虑感。大人返回家中时他会哭泣，以确保得到自己需要的安全的拥抱。大人离开时他会哭，再次见到大人时也会哭。在很长一段时间里，休息时的宝宝习惯了听"再见"这样的话，看到挥手或飞吻，可以理解人能够去了又来。每天宝宝的想法会多一点，记忆变得更强。宝宝的经历逐渐多起来，但有时事情不会像他预料的那样发展，或者是新鲜事物让他找不到经验供自己参考使用，这样的意外也会令宝宝感到焦虑。有时他会很大胆，但大数时候仍依赖大人在精神和身体上的帮助。

宝宝的恐惧

有些宝宝会对某些事物表现得非常恐惧。如果宝宝每次看到狗都哭，即便妈妈不知道原因，也能猜到宝宝害怕狗。

如果下雪会让宝宝哭泣，看见雪的时候，大人要保护宝宝。等宝宝平静一段时间，大人可以给他介绍一片雪花或者带着他从窗户观察雪花。这比直接面对令他害怕的东西会更有帮助，也比因为溺爱宝宝于是直到雪融化了才让宝宝出来要好得多。

正确地帮助宝宝了解恐惧

如果强迫宝宝面对他所害怕的事物，会降低宝宝对看护者的信任；如果看护者过度保护宝宝不让宝宝接触任何害怕的事物，会使宝宝变成胆小的孩子。

8个月宝宝的日常照料

睡眠

应让宝宝养成有规律的睡眠习惯，如晚上 8 点左右入睡，早上 6 点左右起床，保证 10 小时睡眠。白天应睡 2 次，上、下午各约 1 小时，应避免从中午睡到傍晚。不应打扰宝宝的生活规律，上班的父母应尽量配合孩子的生活习惯。白天应充分让孩子游戏与运动，这有助于晚上入睡和清晨起床。

保护宝宝的眼睛

宝宝应有自己专用的毛巾和脸盆，并且经常保持清洁。每次洗脸时可先擦洗眼部，如果眼屎过多，应用棉签或毛巾蘸温开水轻轻擦掉。婴儿毛巾洗后要放在太阳下晒干，不要随意用他人的毛巾或手帕擦拭宝宝的眼睛。宝宝的手要经常保持清洁，不要让他用手揉眼睛，发现宝宝患眼病后要及时治疗，按时点眼药。

防止安全事故

婴儿学会爬行以及扶着家具挪步以后，活动范围逐渐扩大，发生某些意想不到的事故的可能性也就增加了。为安全起见，父母应尽可能将危险物品放在孩子接触不到的地方，以防意外。

8 个月宝宝的体能智能训练

宝宝能爬很远呢

爬行阶段是婴儿身心发育不可或缺的过程，所以，妈妈最好腾出一块稍大的空间，作为宝宝玩乐运动的地方，但要注意四周的安全。

活动活动筋骨吧

宝宝还不会自己玩，父母应多陪他做旋转等运动，对于那些还不会爬就要学站的宝宝应该常让他匍匐前进，以锻炼背、胸、腹部的肌肉。

辨认图片

当宝宝心情愉快、静坐或坐在父母膝上时，可以让他看些图片，内容以猫、狗、汽车等常见、颜色鲜明的东西为宜。

戴帽子

准备各种各样的帽子，如小布帽、毛线帽、军帽、皮帽、太阳帽、纸帽等，把宝宝抱在大镜子前给他戴上一顶帽子，说："帽子"。玩一会儿把帽子摘下再戴上另一顶，还说："帽子"。逐渐使他明白尽管这些物品的大小、形状、颜色不同，但都是帽子，都可以戴在头上。这个游戏可帮助宝宝理解语言，促使其思维萌芽，形成概念。

这是眼睛，这是鼻子，这是嘴巴

让父母和宝宝对坐或抱起宝宝，问："鼻子呢？"让他指父母的鼻子或自己的鼻子，指对了就亲他一下说："对！宝宝真聪明！"然后按照同样方法，教他学会认识五官。这个游戏能训练宝宝理解语言、认识五官、训练手眼的协调等能力。

谢谢，再见

爸爸给宝宝玩具或东西吃时，妈妈在一旁要说"谢谢！"，并要求宝宝模仿点头或鞠躬的动作以表示"谢谢"。当家里有人要出门，你一面说"再见！"，一面挥动宝宝的小手，向要走的人表示"再见"。通过这种训练使他一听到"谢谢"就鞠躬或点头，一听到"再见"就挥手。这样可帮助宝宝理解语言，发展动作，培养文明习惯。

扶着东西站立

8个月的宝宝不仅爬行的本领日益娴熟，而且能够扶着东西站起来了。刚学会站立的宝宝还不会自己坐下，父母可以教他向前弯一下腰再坐下，这样他就不会摔倒。一旦学会站立，他的本领就越来越大了，他可以用一只手扶着沙发站立，或者干脆背靠在床边把两只手腾出来去拿玩具；他还可以把一只脚放在另一只脚前面，用一条腿支撑体重，试着迈出他人生的第一步。

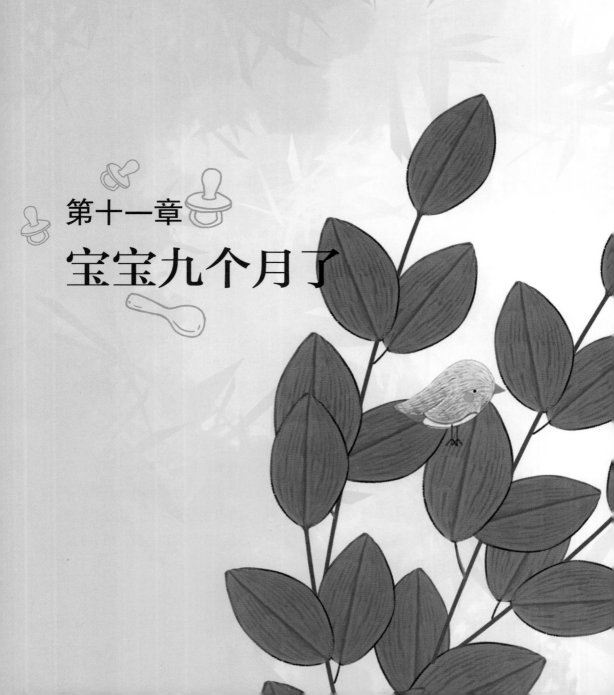

第十一章
宝宝九个月了

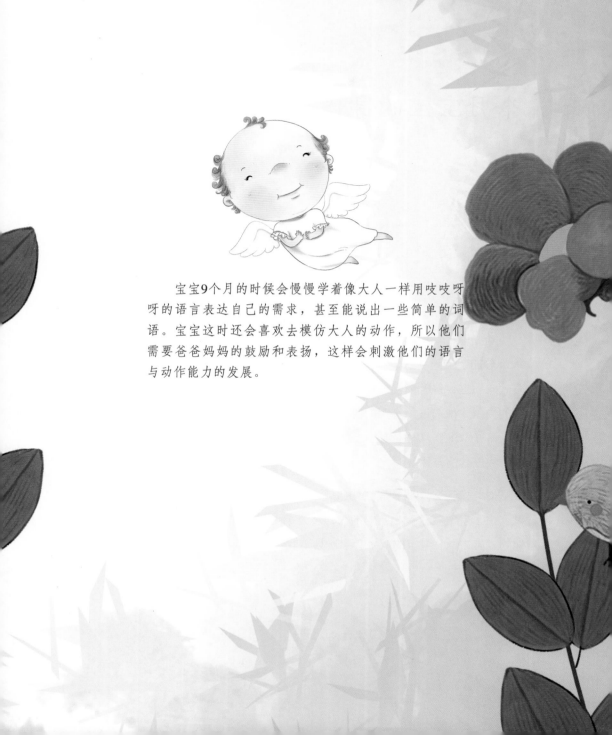

　　宝宝9个月的时候会慢慢学着像大人一样用咿咿呀呀的语言表达自己的需求，甚至能说出一些简单的词语。宝宝这时还会喜欢去模仿大人的动作，所以他们需要爸爸妈妈的鼓励和表扬，这样会刺激他们的语言与动作能力的发展。

9 个月宝宝的身体

身高、体重、牙齿

此时宝宝的全身显得较修长，体态已不像婴儿，而具备了小孩的体型。

身高男婴为 67.7 ~ 76.2 厘米，女婴为 65.6 ~ 74.7 厘米；男婴体重为 7.2 ~ 10.9 千克，女婴为 6.6 ~ 10.4 千克；已经长出 5~6 颗牙齿。

运动机能

大部分的宝宝到了这个时期都学会爬行了，最初只是以手拄地、弯曲腿部，以匍匐的方式向后退，这时候已经能前进。也有的宝宝必须要大人扶住他的腰部，增加双手双脚的力量才能前进。宝宝的脚力愈来愈强，只要借助大人的力量就可以站起，甚至站立一阵子。9 个月的宝宝已经可以拾起身边的东西，手指更为灵活，可用拇指、食指捏起线或其他碎物。

用餐时，宝宝会以双手握住奶瓶或把勺子进到嘴边，即使不能做好也会固执地一再尝试。由于宝宝已具有相当的能力，千万不可对他说："不行，会打翻！"最好能随着他的意志去做。宝宝的双手会拿玩具游戏，也会以拍打积木为乐。

视觉

9 月底的时候，如果玩扔球游戏，宝宝会顺着自己期望的线路看着球。这对宝宝理解当自己看不见时，事物是怎么进行的来说是很重要的一步。宝宝可以做出预测，能够记住过去发生的事情。世界有点像一个魔术表演，宝宝会花很长时间去充分想象事物是怎样发展的，他正沿着正确的探索道路向前行。

学说话

9 个月时，宝宝的大脑已经得到了巨大的发展，神经细胞之间突触的联系也越发完善，能够对宝宝的经历做出回应。宝宝可以理解许多妈妈每天用到的词：自己的名字，妈妈的名字；生活中常用的词，例如奶瓶、妈妈、爸爸，奶奶、球、车等。很多宝宝在两种或更多语言环境下长大，他们会学着说每种语言。慢慢地，妈妈会发现宝宝牙牙学语的阶段已经变得越来越熟练了，直到有一天他发出第一个正确的词。

模仿更灵巧

此时期的宝宝会对其他人愈发关注，当非常疼爱他的人偶尔表现出漠不关心的态度时，宝宝就会伸出手，不停地发出声音以吸引对方的注意。同时，他会模仿父母，做出厌恶、再见、高兴等动作。这是一个非常可爱的时期，有时只要一听到一句话，就会不由自主地做出动作。

9个月宝宝的喂养

不要吃捣碎的断奶食物

断奶食物虽仍维持 1 天 2 次，但应增加种类；要注意营养的均衡，注重烹调方法及装盛技巧。

食物不要捣碎，尽量以原形喂食，让宝宝自己学会在口中咬碎后吞食。但由于臼齿尚未长出，食物应煮得熟烂些。

为断奶做好准备

对于一些母亲而言，这个阶段就要为断奶做准备了。

断奶食品的供应量要增加，宝宝一旦能喝鲜奶，就要增加供给次数，少喂母乳。此外，还要让宝宝吃些鸡蛋和鱼、肉类，以补充欠缺的养分。

夜晚入睡前，只要一喝母乳就会静静地睡着的婴儿，不妨在睡前哺育母乳。白天应让宝宝多做空气浴、日光浴与各种运动，睡前最好洗个澡。其他时间则减少母乳喂养的次数，为断奶作准备。

养成良好的进食习惯

喂食要基本定时、定量，有固定的吃饭场所；要形成愉快的进食气氛，可播放一些轻松柔美的背景音乐，音量应该小些；先洗手，给宝宝带上围嘴或垫上小毛巾，并准备一块潮湿的小毛巾随时擦净脏物；要一次喂完，不要吃一点去玩耍，玩一会儿又吃；要告诉孩子掉在地上的东西不能再吃。

⑨个月宝宝的日常照料

多和宝宝说话

宝宝除了频频地自言自语，也会倾听大人说话，接下来会模仿大人说的话，努力了解其意，进而说出含义正确的话来。所以对于他的喃喃自语父母应认真回应，如起床、吃饭、散步、玩耍、沐浴时，都可以多和他说说话。如果宝宝喜欢，大人可以将他抱在膝上，给他念童话故事听。这个时期可以教宝宝一些礼节，如餐桌礼节，吃饭前后可教他"开饭了""吃饱了"等语句。这个时期小孩会喃喃自语，也会倾听大人说话，宝宝对语言处于最初的模仿阶段。

防止事故发生

爬行是9个月的宝宝最喜爱的活动，因此要特别注意宝宝爬行时的安全和卫生。

父母应当把地板打扫干净，铺上席子、毡子或棉垫之类的东西，不要让他用爬脏的小手直接拿东西吃。最好不要让他独自一人爬行。

家里的窗户应有护栏，而且要使床远离窗户，防止他爬上窗台。热的汤、饭菜上桌后，不要让他接近或爬上桌子。放在桌上的热水瓶、茶具、花盆等尽管孩子够不着，但他有可能抓住桌布把它们拉下来。宝宝的周围应当没有坚硬锐利的物品，不要让他嘴里含着筷子、笔等尖硬物品爬行，家具的尖角要用海绵或布包起来。药品也不要放在他能抓到的地方，或者干脆买一个结实的小箱子将全部药品都锁起来。室内电线要绝对安全，电线、电源开关、插座、台灯等电器要放在宝宝摸不到的地方。如果有不用的插口，应当用绝缘材料将它们塞好、封上。千万不要把宝宝锁在屋里自己去上班或干其他事情，以防发生事故。

9 个月宝宝的体能智能训练

多鼓励和表扬宝宝

9 个月的宝宝是喜欢受表扬的，因为一方面他已能听懂你常说的赞扬话，另一方面他的言语动作和情绪得到了很大发展。他会为家人表演游戏，如果听到喝彩称赞，就会重复原来的语言和动作，这是他初次体验成功的欢乐表现。

对宝宝的每一个小小的成就，妈妈都要随时给予鼓励。不要吝惜赞扬，还要用丰富的表情、由衷的喝彩、兴奋地拍手、竖起大拇指的动作以及一人为主、全家人一起称赞的方法，营造一个"正强化"的亲子气氛。通过这种"正强化"的方法，促使他健康茁壮地成长。

讲故事

给宝宝讲故事是促进其语言发展与智力开发的好办法，无论宝宝是否能够听懂，爸爸妈妈一有时间就应绘声绘色地讲给他听，以便培养宝宝爱听故事并对图书感兴趣的好习惯。

拉绳取物

让宝宝坐在桌旁的小椅子上，桌面上放一件他喜爱的但伸手够不着的玩具。当他疑惑不解地看着父母时，父母就把一根绳子系在玩具上，看他是否知道通过拉绳子取玩具，父母可先做示范，让他模仿。要多次重复这种游戏，不断变换绳子的颜色，放上不同的玩具。这样可帮助宝宝理解事物之间的联系，培养他解决问题的能力。

放盒子

给宝宝大小空盒子各一个，教他将小盒子放进大盒子里，而不是把大盒子往小盒子里放。也可教他将积木放入盒子内，或将乒乓球放入碗内。这样能训练宝宝的观察力，了解事物之间的联系，培养他解决简单问题的能力。

弯腰拾物

让宝宝一只手扶着栏杆站稳，在他脚前放置一个他喜欢的玩具，妈妈引导孩子弯下腰，用不扶栏杆的一只手拿起放在脚前的玩具，同时对宝宝说："拿拿。"反复几次以后，宝宝一听到"拿拿"，就会弯下腰去。如果宝宝一时弯不下腰，妈妈可以让宝宝脸朝玩具背靠妈妈站在床上，妈妈双手抱住宝宝腰部，然后让宝宝弯腰拿起玩具，再直起身来。这样能够训练宝宝"听懂话"，把语言和动作结合起来。

专家 面对面

Q：学步车危险吗？会跟学习走路或者爬相冲突吗？

A：坐在学步车里面会给还没学会爬的宝宝带来令人愉快的独立和幸福的感觉，还能带来远远超过他本能的灵活性。在家里有其他孩子的地方，能把年幼的宝宝带到其他宝宝的世界。同时这也给大人时间和空间去做自己的事情，宝宝在学步车里可以自己玩更长时间。当宝宝想有人陪伴而不是自己坐着，用哭来吸引大人注意力的时候，会到爸爸妈妈那儿去。

尽管学步车有这些表面上的好处，很多健康专家仍警告不要用学步车，因为它存在安全隐患。学步车会倾斜，如果车与宝宝并未步调一致，或者一个轮子遇到障碍物或翻倒到一个块突出物上，会导致宝宝受到严重的伤害，很可能伤及脸部和头部。尽管座位的高度是可调整的，宝宝仍会用脚趾和前脚掌推着自己往前走，不能促进双脚自然发展。

A：如果宝宝有 50 个甚至更多的玩具，他会很享受和高兴，但是如果可供宝宝选择的玩具很少，他更容易集中精力不断尝试。集中精力对于学习、听力和社交尤其重要，现在宝宝做好了通过探索和实验认识身边的世界、学习很多知识的准备。你可以把宝宝不注意的玩具拿走，让他专注于那些喜欢的玩具以及能够锻炼运动、抓握、分类和位置的潜力的玩具。

Q：宝宝有太多玩具，这样好吗？

Q：当宝宝手里拿着对他有害的物品，像钢笔时，我常拿走这些东西，宝宝会发火，会喊叫，我感觉他这么做是想激怒我。在 9 个月大时，他会淘气吗？我该怎样让孩子有自律感呢？

A：该阶段宝宝不会淘气。他不会理性地、有目的地让你苦恼，他并不知道什么东西是不安全的。宝宝 9 个月大时，并不会自律，他只是尽可能多地去发现事物，会立刻按照自己的意愿去做并表达情感。在这一阶段，宝宝会非常在意特定的事物和人，很容易对任何情况的分离生气。

每个家庭都有不同的家风，这通常建立在每个父母背景的基础上。宝宝至少 18 个月时，都学不会改正错误或者理性思考。对宝宝进行孤立、身体击打或任何其他惩罚方式都是不正确的，而且这些对于他自重、自信心和信任感的建立有很大的害处。要给宝宝使用安全的物品：比如给他一个宽大的塑料勺子，而不是窄的硬金属质地的勺子。如果你想让宝宝锻炼手和眼睛，可以给宝宝一个粗的无毒蜡笔来写字画画。要把家布置得对宝宝没有任何伤害，把有害的或者贵重的物品放到宝宝看不到的地方，对宝宝说更多的"好"，而不是说"不好"，说更多的"做得很好"，而不是说"坏孩子"。当宝宝做不安全的事情时，要把宝宝抱走。如果你忽略有些行为（例如咬），这种行为就会逐渐消失。

整个家庭需要意识到哪些事情能接受，哪些不能接受。记住父母是起重要作用的，宝宝会更多地模仿你所做的事情，而不是听你说的。如果你时常大喊大叫或者脾气很坏，他也会这么做；如果你一般都很冷静，他可能更倾向于模仿你的样子。

Q： 每天晚上我的宝宝都会踢掉他的毯子，为了使宝宝盖好被子睡觉，我会叫醒他，但是我知道如果我不叫醒他，他会更冷。我该怎么做呢？

A： 踢身上盖的东西对宝宝来说是非常普遍的。同时对于父母来说，想让宝宝更舒服而叫醒他也是很普遍的。这么做他可能非常高兴。如果没有被叫醒，你能保证他晚点不会醒吗？解决这个问题的好方法是使用睡袋。但要确保宝宝不会感到过热。

Q： 游戏时间，由于宝宝在爬，保证安全和整洁就变得很困难。使用围栏是好事还是坏事呢？

A： 围栏对父母来说是好东西，能让宝宝待在一个地方，也只弄乱这一个地方。对于喜欢开发玩具、自娱自乐的宝宝来说也是一件好事。但是很多讨厌被约束的宝宝，除了在围栏里活动，同样需要在围栏之外活动。宝宝喜欢的一个游戏是将所有的玩具都扔出去，然后再哭着要把它们拿回来。在宝宝会爬之前很少拒绝在围栏里面玩，但情况并不总是如此。在围栏里面，宝宝确实被剥夺了对发展他们的身体和社会技能至关重要的关注以及相互作用。最好是父母改变对"整洁"的看法，把家里的一个地方变成玩的空间，玩的时候与宝宝共同享受这一游戏时间。

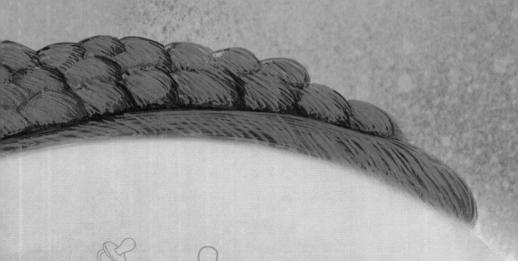

第十二章
这么快就十个月了

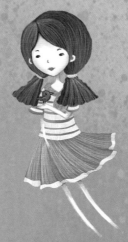

　　10个月的宝宝会开始试着站立甚至是迈步，这时候爸爸妈妈就要给宝宝准备合脚的小鞋子了。宝宝这个时候也应该慢慢减少摄取母乳，开始慢慢转变自己的饮食习惯。爸爸妈妈还是应该多和宝宝玩耍，给宝宝读故事，帮助宝宝大脑迅速发展。

10 个月宝宝的身体

身高、体重、头围、胸围、牙齿

男婴身高为 68.2 ~ 77.2 厘米，女婴为 66.8 ~ 76.1 厘米；男婴体重为 7.5 ~ 11.2 千克，女婴为 6.8 ~ 10.7 千克；男婴头围约为 45.7 厘米，女婴约为 44.5 厘米；男婴胸围约为 45.6 厘米，女婴约为 44.4 厘米；宝宝到 9 ~ 10 个月大时才开始长出上门牙，时间的早晚因人而异，父母大可不必担忧。

运动机能

爬行技巧愈加灵活，9 个月已经能向前爬的宝宝，到了 10 个月后，就完全能以手脚爬行，甚至可以爬到任何地方。

宝宝会抓着东西站起来，如果眼前有东西会伸手去拿，也可以用一只手拿着玩具站立。有些宝宝已经能微微跨步，甚至可以连走几步，但这因人而异，快与慢可能有半年之差，所以不需过分担心或高兴，只要宝宝的运动机能发育正常即可。

模糊的语言意识

9～10个月的宝宝虽然还不会说话，但已经能把特定的声音连接起来，而且会不断发出声音，例如一说到"吃"就知道是吃东西的意思。起初妈妈可能不知道宝宝想说什么，但最好仔细观察四周的情形，尽量去了解宝宝，如果知道他想喝水，就以言语回答："好的，妈妈拿水给你喝。"

此外，宝宝也能或多或少地了解妈妈的话而采取行动，当妈妈说"不行"时，也会立刻缩手，看看妈妈的脸色。如果妈妈说"再见""拍拍手"，他们会立刻做出动作，同时也知道自己的名字。

培养记忆力

把布盖在宝宝正在玩弄的玩具上，7～8个月的宝宝会因突然失去目标，而发出呼喊，却不会掀开布去拿玩具。但是到了9～10个月，宝宝就会掀开布，把玩具重新拿出来。这是因为他知道玩具在什么地方，懂得去探索，从而培养记忆力。

宝宝会记住为他打针、使他疼痛的医生。如果过了一段时间，再带他去医院，只要一踏入诊疗室他就会号啕大哭。

对于一件东西的记忆时间，10个月的宝宝可以记忆1分钟，11～12个月的宝宝可以记住3分钟。

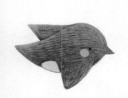

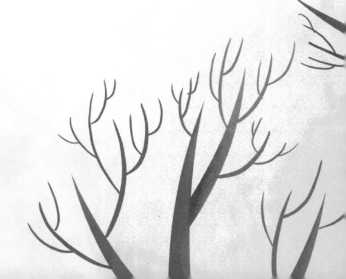

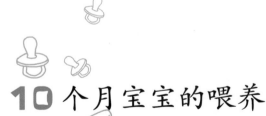

10 个月宝宝的喂养

断奶食品

断奶食品每天喂食 3 次，可试着将奶粉改为牛奶，在 10 个月的时候尝试逐步将宝宝的主食换成断奶食品。

宝宝的咀嚼功能已经完善，只要食物符合牙床的硬度即可，食物的颗粒可比上个月大一些，断奶食品的次数，一天可增加至 3 次。用餐时间应考虑婴儿的生活节奏与妈妈的身体状况，最重要的是，每餐相隔至少 4 小时，例如上午 10 点、下午 2 点、6 点为用餐时间，一旦确定后，每天要严加遵守。

到了此时，宝宝对各种事物都会产生兴趣，用餐时可能会注意力不集中，甚至边吃边玩，食欲也会因此暂时降低。

宝宝发育的过程并不是一条直线，而是有高潮与低潮，所以就算食欲降低也不必过于担心。

不再索取母乳

宝宝吃断奶食品后，几乎可以不再吃母乳，如果母乳需求量过多就应该检查断奶食品是否不足。如果从 5 个月开始，有计划地减少母乳，那么到了这个月，正好可以与母乳完全脱离关系。

此外，断奶食品进行到这个阶段可将奶粉改为牛奶，如果断奶食品宝宝吃的量很少，最好还是采用奶粉。反之，如果断奶食品已成为宝宝的主食，就可改为牛奶，不过要是宝宝喜欢奶粉就不必改变。

10个月宝宝的日常照料

了解与体验危险

这个时期宝宝行动愈加灵活，非常容易发生意外，有时会因追赶妈妈而受伤，必须时时注意。最好能具体地让其经历危险，使其知道危险性，例如让他稍触摸一下温度不太烫的暖炉，以体验什么是热。

呼吸新鲜空气与晒太阳

可多让宝宝呼吸新鲜空气与晒太阳，晴朗无雨的天气便可以出门散步。

让喜欢活动的宝宝到户外愉快地嬉戏，把他由婴儿车上抱下，放在草地上爬、站、抓东西。如果宝宝已能扶着东西站立，不妨帮助他穿上鞋子练习走路。

在进行日光浴时，不要忘了为宝宝包上尿布或围兜，夏天时还要戴上遮阳帽。

夜哭

发育较快的宝宝，大概到五六个月大就会开始夜哭，但多数要到 9 ~ 10 个月大才会夜哭。婴儿夜哭的原因多是肚子饿、喉咙干燥、天气太冷或太热、罹患湿疹、衣服太紧等。

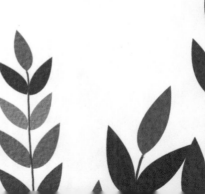

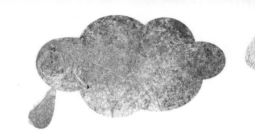

10个月宝宝的体能智能训练

宝宝喜欢玩水

准备一盆温水，把一些塑料小碗、小瓶、大盒盖或海绵、塑料小动物等放在盆里，教宝宝将水倒来倒去，把漂在水上的玩具推来推去。春秋天可在洗澡前卷起宝宝的袖子玩，夏天可在户外阴凉处尽情地让他玩。

学步车

有些母亲认为让婴儿使用学步车可以提升婴儿的走路能力。其实，人类的学步过程，分为爬行、扶立、开步走等阶段，婴儿的肌肉与神经在各个阶段都能获得充分的锻炼与发展，如果硬是提早让婴儿使用学步车的话，少数婴儿可能会因此排斥爬行。

父母不正确的育儿观念，很可能使得宝宝在学爬过程中本应充分发展的神经和肌肉受到极大的抑制。因此，最好在宝宝想站立时再使用学步车。

玩具去哪了

把球、积木、布娃娃、画册等很多玩具放在地上，让宝宝坐在中间。当宝宝伸手要拿某个玩具时，就挡住他的眼睛，把玩具换个地方，再让他去拿这个玩具，这个游戏每次重复五六次，可以使他在寻找物体的基础上训练初步的记忆力。

语音训练

6岁以前是口语发展期。孩子开始学说话时，父母要多作示范，鼓励宝宝把音发准、发足，在宝宝发音不准的情况下不要轻易满足他的要求。当宝宝用手势、表情代替语言提出要求时，也不要迁就他。孩子发音不准时，父母要耐心示范，帮助他校正发音。要多鼓励他，千万不要急躁，也不要训斥或嘲笑他，更不要模仿他的不准确发音，否则会使他不知所措。

读"布书"

你可以精心地挑选印有各种各样图案的手帕，或买一些可以绣在童装上的各种小动物布贴，或将彩色碎布做成多种图案，用尼龙粘扣粘在手帕上。再把这些手帕缝在一起，一本"布书"就制成了。这本书的内容丰富，又富有情趣，可以有娃娃、水果、小动物、动画人物、日常用品、房屋、风景、交通工具等。可以先教宝宝学习两三页，最好结合实物进行学习。这本书既不怕撕、不怕咬，又可以放在洗衣机中洗涤甩干，而且具有游戏价值，能培养孩子对图书的兴趣，提高认知能力。

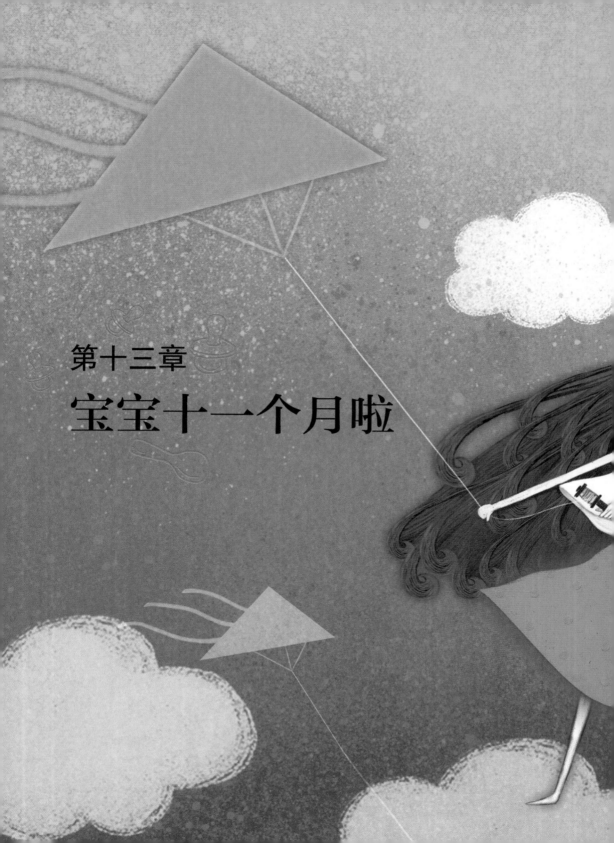

第十三章

宝宝十一个月啦

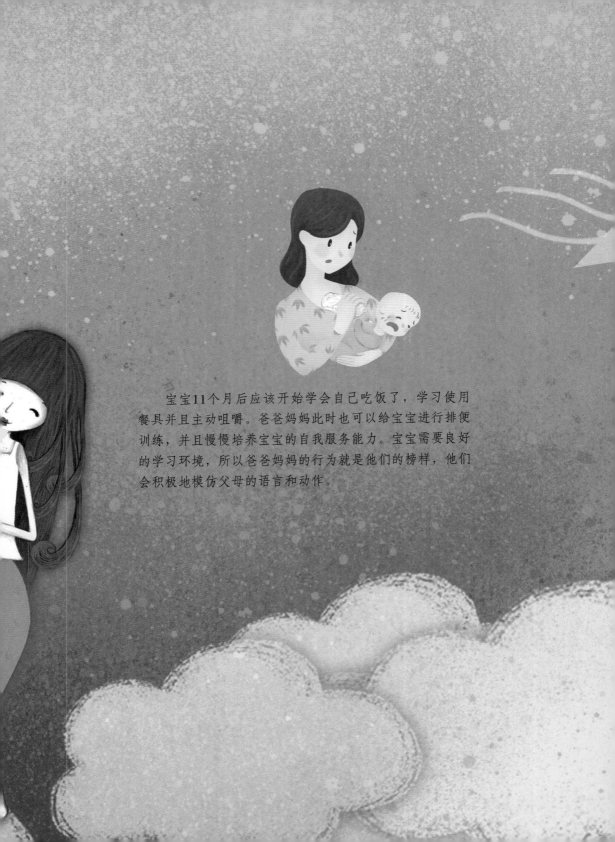

　　宝宝11个月后应该开始学会自己吃饭了，学习使用餐具并且主动咀嚼。爸爸妈妈此时也可以给宝宝进行排便训练，并且慢慢培养宝宝的自我服务能力。宝宝需要良好的学习环境，所以爸爸妈妈的行为就是他们的榜样，他们会积极地模仿父母的语言和动作。

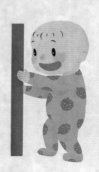

11 个月宝宝的身体

身高与体重

男婴身高为 70.2 ~ 78.9 厘米，女婴为 68.0 ~ 77.5 厘米；男婴体重为 7.6 ~ 11.5 千克，女婴为 7.0 ~ 11.0 千克。

运动机能

在 9 ~ 11 个月当中，能借助东西站起来的宝宝，不久后就可以跨出步伐。起初只要大人一松手，宝宝就会一屁股坐下来。渐渐地，在大人的引导下，宝宝足部会变得更有力量，到了 11 个月左右，即使放开手，他也能站立两三秒钟，这是独自站立的开始。但也有个体差异，有些婴儿一站起来就可立即跨出两三步，有些则迟迟不敢跨出步伐。

体态

到了将近周岁时，宝宝的身高会有四五个头长，腿也已经比较长，感觉上与成人体型比例较为接近，整个体态给人一种和谐的感觉。

随着站立时间的增多，宝宝的平衡机能也变得较为发达，能巧妙地保持身体的平衡。所以过去一直伸直的背部如今已形成一条柔和的曲线，从侧面看，头、胸、腰、脊椎成 S 形，过去微微隆起的胸部已稍微平坦，体型比较适合直立、步行了。

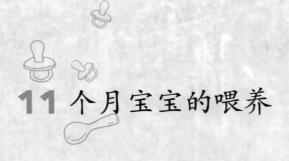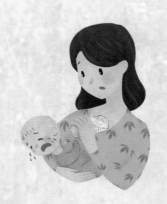

11 个月宝宝的喂养

宝宝要自己吃饭

每天 3 次以断奶食品为主的喂养方式已完全步入正轨，咀嚼功能愈加完善，已经可以进食与软饭硬度相当的食物。

此外宝宝会表现出想独自用餐的姿态，想自己用手拿面包、饼干或是杯子、汤匙。这时期的宝宝当然无法独自用餐，如果宝宝非常想自己用餐的话，妈妈不妨边用勺子给宝宝喂饭，边让宝宝手拿勺子自己试一试。

妈妈应该催促宝宝咀嚼，养成良好的进餐习惯。如果婴儿的嘴部不动，妈妈可催促说："吃！"也可以拍拍他的手脚以示提醒。

不要勉强改喂牛奶

如果宝宝在睡觉时才吸吮乳房，可当作是一种睡眠仪式，但也要逐渐改掉这个习惯。

到了此时，大部分妈妈都会将奶粉改为牛奶，之后则可根据宝宝的喜好做出决定。如果婴儿不喜欢喝牛奶，妈妈就不要强迫他。

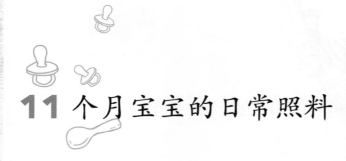

11 个月宝宝的日常照料

意外事故的预防

由于这段时间宝宝爬行愈发灵巧，也可攀附步行，手指动作变得灵活，因此是最容易发生意外的阶段。为了防止意外的发生，应事先做好准备。出生 10 个月后，宝宝已能了解大人责骂的含义。宝宝愈来愈顽皮，因此大人要明确地告知他危险所在。

父母要把有吞咽危险的东西（钱币、豆子、纽扣、香烟、药片、化妆品、温度计、针线等）放在宝宝拿不到的地方，或放在抽屉中锁上。

具有烫伤危险的物品（热水瓶之类）也应放在宝宝不可及之处。此外，宝宝可能会拉扯桌布而打翻桌上的热汤，所以千万不可使用桌布；不用熨斗时务必拔掉插头；插座也可能导致触电，最好使用有盖子的插座。

为了防止宝宝跌落，应在楼梯处安置栅栏，楼房的窗户也要设置栏杆；用婴儿车带他外出购物时，如果宝宝站在车上可能会因失去重心而跌倒，要格外注意。

除此之外，最好在桌角粘上海绵，这样即使撞到也不会造成伤害。

当宝宝正做危险的事时，应露出害怕的表情，以坚定的语气对他说："不行、不行！"然后紧抱他的身体，或者轻轻拍打他的手，告诉他禁止的意思。

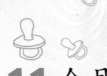

11 个月宝宝的体能智能训练

培养宝宝的自理能力

用杯喝水、喝奶

长期使用奶瓶会改变宝宝的口型，影响牙齿生长，所以应尽早让宝宝使用杯子喝水、喝奶。

用勺吃饭

大人喂饭时，宝宝有可能来夺勺子，这正是宝宝学用勺子吃饭的契机。

给宝宝良好的学习环境

要多给宝宝一些模仿别人的机会，让他模仿别人的面部表情、手势和语言的音调变化。每天父母都要给他有感情地朗读1～2个优美的童话或诗歌，或者放录音给他听。此外，父母向他打手势时，一定要伴有简要的词语，说到新词时，一定要用宝宝能清楚理解的手势去强调它们，并像做游戏一样，不厌其烦地重复这些新词。

用小棍取玩具

在和宝宝玩滚皮球的游戏时，父母可以故意将小球滚到宝宝能看到但用手拿不着的地方，然后给他一根细长的纸棍，看他会不会用棍子取玩具。如果父母给他示范，他就会模仿。不要苛求他能准确地把玩具取过来，只要能用棍子碰到玩具就算成功。这样可帮助宝宝理解物体之间的关系，初步尝试使用"工具"。

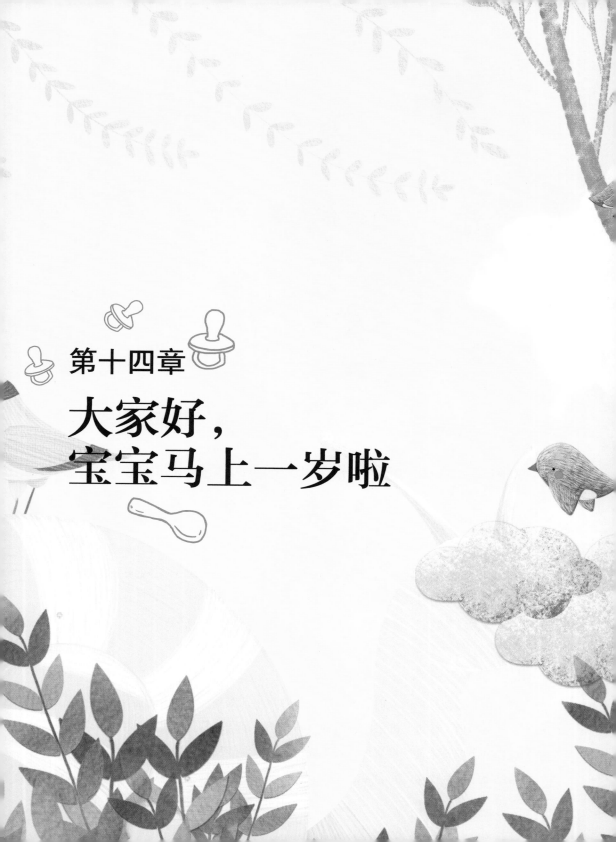

第十四章
大家好，
宝宝马上一岁啦

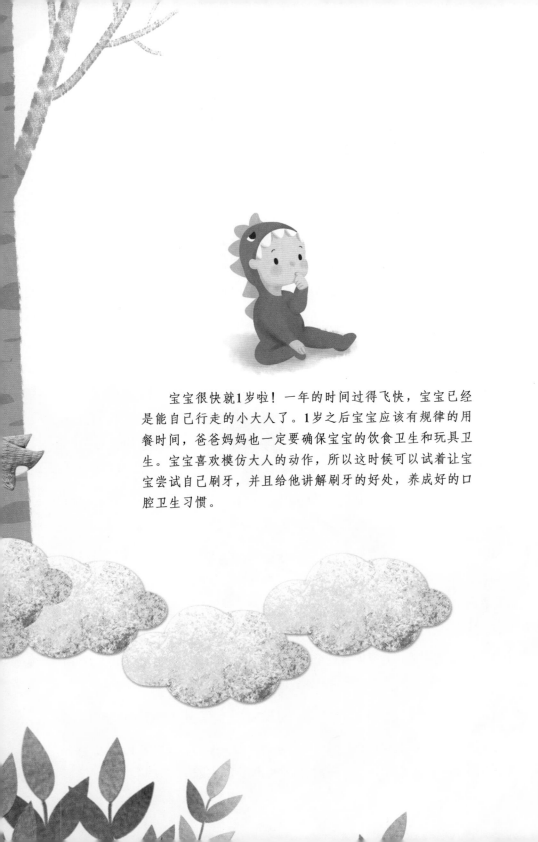

宝宝很快就1岁啦！一年的时间过得飞快，宝宝已经是能自己行走的小大人了。1岁之后宝宝应该有规律的用餐时间，爸爸妈妈也一定要确保宝宝的饮食卫生和玩具卫生。宝宝喜欢模仿大人的动作，所以这时候可以试着让宝宝尝试自己刷牙，并且给他讲解刷牙的好处，养成好的口腔卫生习惯。

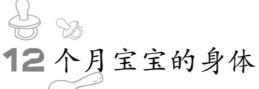

12 个月宝宝的身体

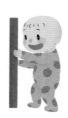

身高、体重、牙齿

男婴身高为 71.3 ～ 80.2 厘米，女婴为 69.2 ～ 78.9 厘米；男婴体重为 7.8 ～ 11.8 千克，女婴为 7.1 ～ 11.3 千克；门牙的两侧已不断长出乳侧切齿，上下共 8 颗，只要是柔软的食物都可以咀嚼。

运动机能

一年来，宝宝最大的变化就是可以独立步行，最初当然会动作僵硬、不灵活。宝宝刚开始可以一手攀附步行，一手拿玩具，只要大人抓住他一只手，他就可以迈出步伐。当然，每个宝宝都是有个体差异的，情况可能略有不同。一般学步的时期是 1 岁到 1 岁 2 个月，大约有 1/3 的幼儿在周岁前就会步行。

可以站立后，学习步行的快慢和幼儿的个性有很大的关系，比较谨慎的宝宝会想得到一点支持，否则不敢站立；有些较活泼的幼儿，则不怕跌倒，会频频举步。

宝宝最初步行的方法常是像螃蟹一样横着走，或是一脚朝前，一脚朝侧，这种情形可能会维持半年，这很正常，父母不要担心，慢慢地就可以走得很好。

能灵活运用双手

手指的运动变得灵活，几乎所有这个月龄的孩子都会用拇指和食指捏起细小的东西，甚至会捏起掉在地上的纸屑，让妈妈感到惊讶。

随着手指灵活性的提高，宝宝对找东西也愈发感兴趣，此外在用餐时也想用手。

这个阶段的宝宝还喜欢投掷东西，一拿到东西就想丢掉，如果捡起来给他，宝宝又会立刻丢出去。在这种游戏中，宝宝手部的动作渐渐变得发达。

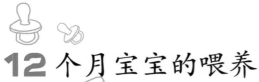

12 个月宝宝的喂养

断奶结束

1 岁前后，就应该不再以配方奶或母乳作为主要食物来源，当然这是因人而异的。有些宝宝很早以前就步入了断奶阶段；有些到了周岁还无法办到，如果时间相差不多就不必担心。

所谓断奶结束是指幼儿大约 2/3 的营养应从固体食物中取得，每餐都以断奶食品补足，餐后绝对不给他进食牛奶或奶粉。每一餐的食量是软饭约 100 克，煮烂的蔬菜 40 ～ 50 克，1 颗鸡蛋或约 30 克鱼肉。以此为标准，一天进食 3 次，然后以约 400 毫升的牛奶作为点心。

用餐时间

该阶段的宝宝已可以和成人一样，于早、中、晚进食 3 次，即使家人回家时间不规律，也不可因此影响宝宝的饮食生活。约 400 毫升的牛奶，可在上午及下午分两次供给。早上及夜晚睡觉时不需要供给牛奶。

12 个月宝宝的日常照料

室内整理

宝宝的手指已可灵活运用，会捡起掉在地板上的小东西送到口中，所以屋子要保持清洁，危险的东西应放在宝宝伸手不可及的地方，脏东西要及时清理干净。

宝宝要学会自己刷牙

维护牙齿健康关系着宝宝的一生，这个时期的宝宝模仿能力最强，每当父母刷牙的时候，要自然地让宝宝看到父母刷牙的样子，并且告诉宝宝刷牙的好处。尽管宝宝还不可能完全听懂，但起码可以知道这是在刷牙，而且这是一件天天都要做的事。这样一来，经过长时间的观察和模仿，宝宝就会主动想着要自己刷牙了。

注意卫生

宝宝的喂奶器具和餐具用前一定要用开水烫，并定期煮沸消毒，用后要洗净放在橱柜内并用纱罩盖好以防止蚊虫污染。

给孩子喂辅食时，千万不能为了试试温度先用小勺在嘴里吮一下再喂他。因为婴儿抵抗力弱，很容易被成人口腔中的细菌感染。

大人感冒时要戴口罩，才能给婴儿喂食。大人发生肠道感染时，最好避免给孩子喂饭。

玩具应每周清洁、消毒 1 次，以杀灭上面的细菌、病毒等。可用肥皂水或清洁剂浸泡半小时后洗净，然后在阳光下曝晒 4 ~ 6 小时。

12个月宝宝的体能智能训练

宝宝可以自己走了

父母牵着宝宝的手走路，和宝宝靠自己的力量走路，在锻炼身体平衡能力方面是不同的。有的宝宝在父母牵着手时，能走得很好，可父母一旦放开手，他自己就走不好了。所以，父母要尽量让宝宝自己走。

为了让宝宝尽快学会自己走，父母要重视宝宝平时的体能锻炼。宝宝在家里的时候，可以在父母的保护下，在沙发上爬上爬下。如果住的是高层楼房，让宝宝爬楼梯是很好的锻炼，但要注意安全。如果外出锻炼，滑梯、小土坡都是这个月龄宝宝最喜欢的地方，父母应该充分利用这些"器材"锻炼宝宝独立行走的能力。

锁和钥匙

每次进门开锁时，都要让宝宝看到，引起他的好奇心。再让他拿着钥匙，手把手地帮他把钥匙插进锁眼中，反复几次后，鼓励他自己做。也可用小一些的容易插钥匙的锁，让宝宝手拿着钥匙，而父母拿锁配合插锁眼。一旦插入，就把锁打开，让他有成就感，并理解钥匙与锁的关系。这个游戏可训练宝宝的手眼协调能力，以及理解事物间关联的能力。

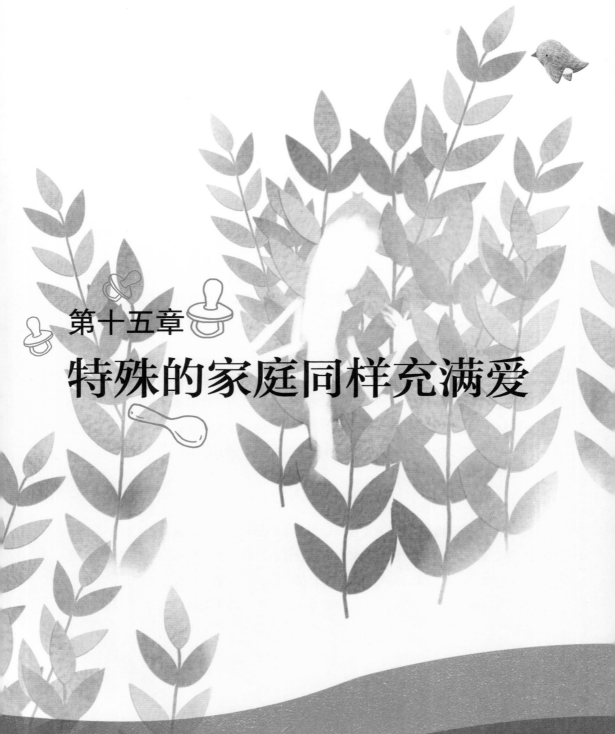

第十五章
特殊的家庭同样充满爱

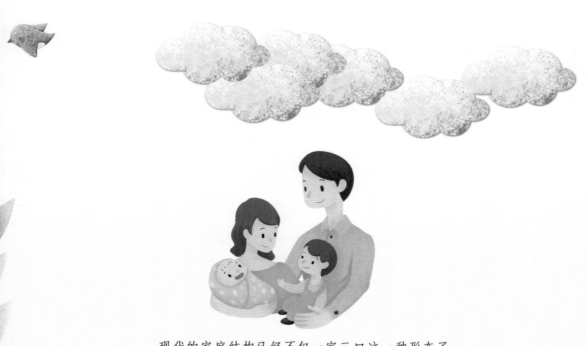

　　现代的家庭结构已经不仅一家三口这一种形态了，有的家庭也许是在迎接第二个宝宝的到来，有的家庭也许是面临着父母中的一方要独自抚养宝宝的情况。当家里有不止一个宝宝的时候，爸爸妈妈也一定要注意大宝宝的情绪，让他慢慢学会接受家里新成员的到来。单亲家庭中，妈妈或爸爸也要为了宝宝做出正确的选择，并且在适当的时候学会寻求帮助，给宝宝一个健康的成长环境。

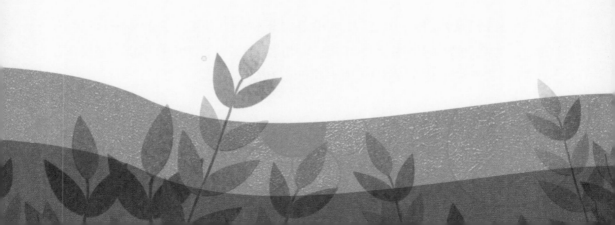

独自抚养宝宝

与双亲共同抚育宝宝相比，当父亲或母亲独自肩负起抚养宝宝的责任时，某些事情处理起来可能要困难一些，当然有些事情做起来也可能简单一些。单亲抚养宝宝，难免需要一种不同的抚养方式。这部分内容并非指导单亲家庭如何抚养宝宝，而是与其他章节密切联系在一起，目的是鼓励单亲一族去享受快乐的家庭生活。

和新生宝宝待在一起

所有刚做父母的人，不管配偶是否在身边，都不得不从各个渠道汲取大量的信息，并且情感变得复杂、多变。有了宝宝后，生活可能变得更有魅力，也可能更艰辛。你会为生活中多了一个可爱的宝宝而感到骄傲、幸福、神圣。没有配偶的陪伴，当你要独自一个人应对新的挑战时，可能感到压力很大、很孤单。你可以为自己加油，但你同时会发现，别人的支持所起的作用是不可估量的。因此，你应该迅速为自己和宝宝寻找一条最好的生活之路，找到单亲抚养的立足点，照顾好自己和宝宝。

社会或社区支持

单亲父母寻求支持的方式很多，可以让家里人帮忙，也可以寻求小的社区组织的帮助，把宝宝带去，多和其他父母聊聊。利用这些资源也需要勇气，如果单亲父母的自尊心曾经受到伤害，可能需要一些时间找回自信。

为了宝宝做出正确的决定

就爸爸妈妈和宝宝一起度过的时间来说，如果做父母的能达成一致意见，将有助于和宝宝建立亲密、健康的关系。许多离婚或分居的夫妻在这点上难以达成一致意见，这时不如去寻求专业人士的帮助。当父母双方达成一致意见后，就可以共同分享宝宝成长过程中的乐趣，在遇到困难时，相互支持。

作为单身父母，要继续过自己的生活，并与宝宝形成亲密无间的关系，更要坦率地对待宝宝。当宝宝感到父母把一些精力从他身上转移到其他人身上时，可能表现出妒忌心。

宝宝的成长

当离异或分居的夫妻双方有规律地和宝宝待在一起，并且配合得很默契时，宝宝会体验到两种不同感觉——父爱和母爱，并且很快就能将二者区分开来。对于父爱和母爱，宝宝也会有不同的反应。其实，让宝宝经历各种各样的情感变化也有助于他的健康成长。这样，在宝宝还很小的时候，就会懂得安静、悲伤、发怒、疲倦和开心都是人的正常情感，人应该学会接受自己和他人的情感。

大人与宝宝的互相支持

当大人情绪不好，如伤心或愤怒时，很难在宝宝面前做到不露声色。当大人心情郁闷时，不妨告诉宝宝自己的感觉，但要向宝宝说清自己是爱他的，大人难过并非他的错。他能感受到大人言语之中表达的意思。宝宝忧伤、愤怒时，大人会感到心痛，事实上，这可能与父母关系破裂无关。宝宝毕竟还很小，与大人相比，他似乎更反复无常，心情变化很快，可能一下子很兴奋、很开心，一下子又闷闷不乐。当然，宝宝对生活的兴趣与热情难免会影响大人。

经济状况与工作

在一个人抚育宝宝的情况下，保持收支平衡可能十分困难。许多单身父母放弃工作，专门照顾宝宝，所以更需要学会如何维持生活。

宝宝出生后，需要定期对日常生活安排进行调整，认识到这一点十分重要。比如，许多单身妈妈（爸爸）得不到或只得到一点前夫（妻）的经济支持，这时要学会用法律武器维护自己的权益。有时候一个人抚养宝宝反而会使单身父母和前夫（妻）的关系变得友好、和谐起来，并且会发现在安排宝宝日常生活方面，少了很多麻烦与争执。虽然一个人肩负起抚养宝宝的经济责任十分艰难，但有些单身父母会因此而加倍努力地工作。

生活仍然在前进

面对突如其来的夫妻分离，要一个人去抚养宝宝，没有简单的方法让单身父母很快适应。要知道，生命中最重要的事就是亲密的亲子关系，处理旁人闲言碎语最好的方法就是充耳不闻。在抚养宝宝成长的过程中，单身父母需要家人、朋友的真心帮助和情感支持。随着自信心的增强，单身父母会发现对单亲抚养宝宝表示反对或猜忌的人越来越少。

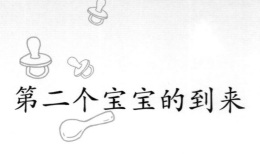

第二个宝宝的到来

当第二个宝宝呱呱坠地的时候，又为这个家庭带来了许多欢乐，父母心中的满足感会油然而生。最美妙的事莫过于父母和第一个宝宝对二宝的到来表现出的无限惊喜。兴奋之余，妈妈难免还会有些担心，这完全正常，可以趁机考虑一下如何给每个家庭成员创造属于自己的时间和空间，满足每个成员的需求。在抚育第二个宝宝方面，妈妈可能受到抚育第一个宝宝经验的影响，改变自己的某些生活方式，但是这个时期又会出现许多不同的情况。

不同的怀孕经历

每次怀孕的经历都不相同。与第一次怀孕相比，第二次怀孕母亲通常可以很快适应，应对各种孕期反应时感觉比上一次简单得多。这次孕妇的肚子通常比上次大得更早，并且比上次更大，怀孕3个月时，看起来往往像第一次怀孕五六个月时一样大。如果有静脉曲张或痔疮史，可能会旧病复发。怀孕期皮肤、毛发的改变可能与上次相似。如果在第一次怀孕后曾经历过尿失禁或阴道脱垂，那这次症状可能会更明显，但宝宝出生后会有所缓解的。

两个宝宝有最佳年龄差距吗

实际上，两个宝宝间并没有所谓的最佳年龄差距，任何年龄差距都有利有弊。不论宝宝们的年龄差距是大是小，每个宝宝都有自己的个性，都会对妈妈为他营造的成长环境、妈妈对他的爱与接纳程度做出回应。

有人认为，两个宝宝年龄差距小于 2 岁，意味着他们会有更为相似的兴趣和爱好，两个人更能志趣相投。不过，在两个宝宝都很小的时候，大人会感到很累，要一整天地照顾他们，看紧他们，有时晚上也休息不好。也有人认为，等大宝宝 2 岁以后，情况就好多了，家长可以把大宝宝送去幼儿园，只照顾一个宝宝就简单多了。

当妈妈怀孕时，不妨告诉大的宝宝

不管宝宝多大，他都很敏感，通过妈妈说话的语调，就能看出妈妈的心情好坏，并能抓住妈妈说话的要点。不论宝宝 1 岁、2 岁、3 岁还是 6 岁，当妈妈告诉他将有一个弟弟或妹妹时，他都会有所反应的。他可能兴奋，也可能愤怒，还可能感到困惑，或是三种心情交织在一起，并且会有相应的行为和举动。他也可能难以理解为什么要等那么长时间才能见到弟弟或妹妹。妈妈可以先不给宝宝解释为什么，等肚子里的宝宝 5 个月左右会踢你的时候，让大宝宝贴在妈妈肚子上亲自感受一下这个新生命的存在。

不能忽视的大宝

与肚子里的宝宝相比，大宝宝需要父母更多的关心、照料。但宝宝有时会比较过分，比如会尿床，发脾气，有侵略攻击行为，或是老缠着妈妈。这时妈妈和大宝宝待在一起的优质时间更加重要，在他个性形成的这段时间里，妈妈要让他感觉到妈妈一如既往地爱他、关心他，要经常鼓励他。通常爸爸在第一个宝宝身上花费的时间会越来越多。

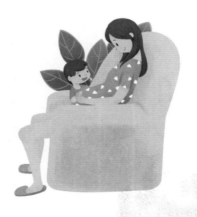

大宝的反抗期

如果长子(女)正处于让人费心的"反抗期"，即13个月到3岁之间的任何一段时间，他会慢慢发现可以接受什么，不能接受什么，应该谁管谁。在宝宝成长的过程中，父母制定的各种规矩及作息安排的推陈出新十分重要。你应该喜欢宝宝温柔的一面，就像一个小天使一样；也喜欢他常具有反抗精神的一面。当然，如果宝宝总给父母制造麻烦，这也不好。这时应该亮出家规，告诉宝宝什么能做，什么不能做。家庭生活即将面临一些改变，要确保每个照看宝宝的人给宝宝传递相同的信息。

二胎临产

随着预产期一天天临近，妈妈需要向家人交代某些事情，以确保分娩期间有人帮助照顾大宝宝，这样即使在半夜分娩也不至于乱了手脚。一般来说，会在医院待3到4天，如果妈妈或宝宝需要特殊护理，在医院会待得更长些。待在医院的这几天里，大宝宝会想念妈妈，这时要想办法让他消除疑虑。这期间，如果照看大宝宝的人是他喜欢的人，会更为轻松，因为宝宝比较容易接受。

第二次分娩

许多妈妈盼望第二次分娩能比第一次容易些、顺利些。如果第一次分娩就很顺利，会希望这次和上次差不多，事实上很可能如愿。如果，第一次分娩比较困难或难产，那这次可以采取一些措施以降低并发症再次发生的概率，比如在怀孕期间照顾好自己。大多数人第二次分娩过程会比第一次容易些。许多爸爸认为妻子分娩时自己应该陪在她身边，那样她心里会感觉舒服些。

写一个自己的分娩计划书

根据过去的经历，写出分娩期间的计划和安排，是个不错的主意。妈妈可以回忆或与别人讨论一下第一次分娩过程。如果上次分娩后感到时间安排不过来，并且心理压力很大，感到有些忧虑，这一计划就更加重要了。如果丈夫有机会跟妻子聊聊他心中的忧虑，他害怕发生的事，并能提出一些对夫妻两个人都有好处的建议，他就不会因为担心妻子难产或疼痛而过分紧张了。

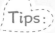

妈妈的担心

下面是妈妈们常常担心的事。不过，宝宝一旦出生，你们的许多疑虑就自然而然地消失了。当然最好能在小宝宝出生前排解一下心中的疑虑。如果分娩后你仍然担心某些事，可以和亲人、朋友聊聊，让别人帮帮你。

- 如果这次分娩和上次一样痛苦，我该怎么办？
- 我想要男（女）孩，可是第一胎是女（男）孩，第二胎会不会又是女（男）孩呢？
- 如果我又感到心情沮丧，我自己能妥善处理吗？
- 分娩后我们夫妻间的性生活会不会又受到影响呢？
- 我还会像上次一样幸运吗？我们的第二个宝宝会像第一个一样棒吗？
- 如果宝宝出生后身体有些缺陷我该怎么办呢？
- 分娩后的几个月里，我正常的睡眠时间又要被打乱了，我还要洗成堆的衣服，照顾经常又哭又叫的宝宝，我能应付吗？
- 我没有精力，也没有能力抚养两个宝宝。我讨厌十分卖力地工作，不喜欢过紧巴巴的日子。
- 生下第一胎后，我的工作效率降低了很多。我担心这次分娩后，会丢了工作。
- 即使只有一个宝宝，我都没有足够的时间陪他玩，和他待在一起，更别提两个了。

第二次分娩的产程

在第二次及以后的分娩过程中，胎头可能没有最先露出来，因为子宫比以前大了。一般说来，第二次分娩过程比第一次短些，并且子宫颈收缩次数也比第一次要少，骨盆韧带、肌肉及阴道组织也比第一次容易舒张得多。

子宫收缩可能比第一次更容易，但母亲也可能感觉更疼。如果以前是自然分娩，那第二产程（从胎头分娩至胎儿娩出）要快些，容易些，阴道撕裂伤也没第一次严重，伤口愈合会更快。

产后身体恢复期

如果你第二次分娩比第一次容易很多，特别是不需要缝合伤口时，会惊喜地发现这次生产感觉很好。在产后最初 24 小时内，一定要好好休息，抱抱出生的宝宝，给他喂奶。如果产后需要在医院多待几天，这可是个难得的好机会——妈妈可以好好陪陪小宝宝，而不被大宝宝打扰。在这期间，如果爸爸要待在家里照顾另一个宝宝，他可能被宝宝搞得筋疲力尽，睡眠不足，并且可能需要更长一段时间才能恢复往常的精力和体力。

超人妈妈也要照顾好自己

与第一次相比，在第二次怀孕、分娩后，骨盆、腹部肌肉和松弛的皮肤需要更长时间才能恢复正常。生下第二胎后，许多妈妈发现自己产后身体恢复很好。不过可能仍然感觉很累，并且这种感觉会持续一段时间。如果要全天 24 小时照顾小宝宝，会感到精力比较差。妈妈应该提前制订一个计划，一要吃好，补充身体需要的各种营养素；二要向别人求助，这样就不会感到筋疲力尽，好像整个人被压得喘不过气来。

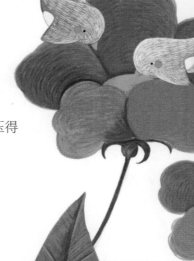

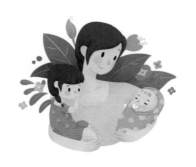

又有个宝宝的家庭生活

第一个新生命的到来和第二个新生命的到来显然不同。关键之处不在于妈妈是否会溺爱宝宝，而是如何才能既满足自己的需求，又同时满足两个宝宝的需求。大宝宝的行为及对待弟弟妹妹的方式，都会对妈妈适应新生活产生巨大的影响。

学会同时满足两个宝宝的需求

妈妈可能刚想舒舒服服地坐下来，好好喂喂小宝宝，刚学走路的大宝宝就跑来捣乱；或者妈妈正与刚学步的大宝宝玩耍时，小宝宝又开始哭闹了。这是宝宝多的乐趣，也是妈妈面临的挑战，统筹安排时间的技能将经受考验。有人会觉得，就抚养宝宝来说，两个宝宝不等于一个宝宝加一个宝宝，而是 1+1>2。不过，也有人觉得抚养两个宝宝与抚养一个宝宝差不多，甚至更容易些。

尊重宝宝的差异

父母们常常惊讶于两个宝宝的差异如此之大，不管是外貌还是性情，他们在宝宝刚出生时，甚至怀孕期间就能注意到这一点。这种差异对每个家庭成员都有好处，要适应这种差异，关键是在心里真正接受这一点，尊重小宝宝的个性，并认真引导大宝宝健康成长。

学会读懂两个孩子

随着宝宝一天天长大，两个宝宝会竞相吸引父母的注意与关心。面对两个宝宝，你要学会如何同时做两件事，并揣测宝宝想要什么。这时的家长就像一个外交家，要懂得如何同时与两个宝宝相处，不能厚此薄彼。最重要的一点就是要记住：每个宝宝都是独立个体，应该为他们留出属于自己的一片天空。类似"你怎么不能像姐姐那样安静一会儿呢？""她从来不会像你一样把自己搞得那么脏！"的评论，只会伤害宝宝的自尊。

鼓励大宝宝与小宝宝接触

面对刚出生的弟弟或妹妹，哥哥或姐姐普遍的反应是好奇、爱与关心。这时，妈妈可以鼓励大宝宝去抚摸弟弟或妹妹，并且告诉他，小宝宝很喜欢看着他。当妈妈觉得对他们两个比较放心时，不妨走开，让两个宝宝单独待在一起。他们之间有种特殊的亲情关系，如果没人打搅，两个人会更亲密。当一家人待在一起的时候，可以问问大宝宝是否知道弟弟或妹妹想要什么，这可以培养大宝宝的自信心，并且有时他会发现一些大人没有想到的事物。大宝宝往往能判断出弟弟妹妹是想让大人抱，还是饿了想吃奶。

大宝的愤怒与嫉妒

如果妈妈感觉到了大宝宝妒忌弟弟妹妹，不要为此焦虑，这是一种正常现象。在宝宝看来，妈妈甚至都没问问他愿不愿意，他就要被迫与别人共同分享他最爱、最喜欢的人。除此之外，他还会感觉到是这个小家伙取代了自己在家里的地位，现在爸爸妈妈最喜欢的人不是我，而是这个可恶的小家伙。这时，大宝宝难免会将心中的不满发泄出来：可能向大人发脾气，或者故意把身上搞得脏兮兮的，可能冲小宝宝大喊大叫，有时把熟睡的小宝宝弄醒，这都是正常的表现。

鼓励宝宝说出心中的感受

有时候，大的宝宝会问：弟弟或妹妹会离开这个家吗？他会有新的爸爸妈妈吗？他会和爷爷奶奶住在一起吗？这些讨厌的问题可能令妈妈非常恼火。但宝宝有这些疑问也是正常的，并不能说他心理不健康，大人应该鼓励他说出心中的感受，不要憋在心里。作为父母应该尽量心平气和地去解释这些问题。

尽量不要责备大宝

不要总是责备大宝宝，少说"你怎么还长不大啊？""别哭了！""怎么这么大了还老让我抱你啊！"之类的话，这些话往往起到相反的作用。许多父母会试着同时搂着两个宝宝，或抱两个宝宝，这样会慢慢形成良好的家庭氛围，即共同分享快乐，家人间的关系也因此更加亲密和谐。

兄弟姐妹间的爱与敌意

许多父母担心自己的宝宝们不能相互关爱。有时候，这会让他们想起自己小时候的经历，想起当时与兄弟姐妹的关系。不能采取强制的办法，逼宝宝们像好朋友一样。一般说来，尽管大多数家庭中的宝宝们相处得很好，但或多或少都会有争吵，有些兄弟姐妹间难免有性格冲突，这可能导致两个宝宝相互不满。这种时候，父母应该尽力帮助两个宝宝都找到被重视的感觉。

榜样的力量

在小宝宝早期认识、学习的过程中，哥哥姐姐发挥着巨大的作用。不管他为小宝宝树立了什么榜样，玩什么游戏，都是小宝宝的一个重要的老师。他的引导会让小宝宝受益匪浅。与爸爸妈妈相比，大宝宝说话更直截了当，让弟弟或妹妹更容易理解，他们也更善于表达，并且对小宝宝不会有过多、过高的期望。通常情况下，他们不会像父母那样过度保护弟弟妹妹，而是更多地让小宝宝尝试。

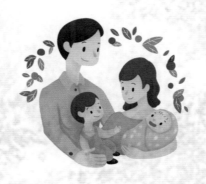

允许大宝宝有一段适应时间

如果已为大宝宝制订了日常生活安排表，尽可能按照安排去做。但开始时可以给他一段适应的时间，可以多抱抱他，允许他晚一点睡觉，这样他会感到自己受到了特殊待遇，心里比较满足。如果他没有规律的就寝时间，可以为小宝宝制订出作息时间，并让大宝宝帮忙做出安排。如果母亲能得到别人的支持和帮助，安排宝宝们的睡觉时间就会容易些。最好让丈夫或其他人给大宝宝读些幼儿读物，这样母亲就可以专心地给小宝宝喂奶，或是哄他入睡了。

新生活

几乎所有父母都认为，宝宝刚出生后的一段时间比较难熬。虽然这种情况在第二胎时会比第一胎好些，但要适应各方面的变化也并不容易。如果两个宝宝都想全部占有妈妈，占有妈妈所有的时间，妈妈会感到不安，感到很累，但同时也会得到很多，看着两个宝宝在一起玩耍会令妈妈非常欣慰。大宝宝的某些感性认识、有趣的建议、让人捧腹大笑的帮忙，都会令父母惊喜不已；小宝宝的聪明机灵，惊人的学习与模仿能力，也会令父母瞠目结舌。

有了第二个宝宝后，家庭结构会发生很大变化，如果以后还打算生更多的宝宝，这种变化还会发生。随着宝宝们的成长，需要妈妈陪他们的时间更长，给他们的爱更多，对他们更有耐心，为他们承担的责任也更重。不过，妈妈对宝宝们的付出越多，将来得到的回报也会越多。带宝宝的过程也是学习的过程，妈妈会学到许多抚养宝宝的技巧，和宝宝们一起长大。

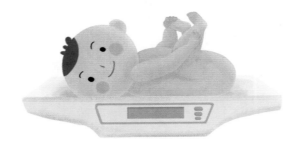

附录　宝宝月龄对应体重身高表

月龄	男孩		女孩	
	体重（kg）	身高（cm）	体重（kg）	身高（cm）
0	2.5 ~ 4.3	46.3 ~ 53.4	2.4 ~ 4.2	45.6 ~ 52.7
1	3.4 ~ 5.7	51.1 ~ 58.4	3.2 ~ 5.4	50.0 ~ 57.4
2	4.4 ~ 7.0	54.7 ~ 62.2	4.0 ~ 6.5	53.2 ~ 60.9
3	5.1 ~ 7.9	57.6 ~ 65.3	4.6 ~ 7.4	55.8 ~ 63.8
4	5.6 ~ 8.6	60.0 ~ 67.8	5.1 ~ 8.1	58.0 ~ 66.2
5	6.1 ~ 9.2	61.9 ~ 69.9	5.5 ~ 8.7	59.9 ~ 68.2
6	6.4 ~ 9.7	63.6 ~ 71.6	5.8 ~ 9.2	61.5 ~ 70.0
7	6.7 ~ 10.2	65.1 ~ 73.2	6.1 ~ 9.6	62.9 ~ 71.6
8	7.0 ~ 10.5	66.5 ~ 74.7	6.3 ~ 10.0	64.3 ~ 73.2
9	7.2 ~ 10.9	67.7 ~ 76.2	6.6 ~ 10.4	65.6 ~ 74.7
10	7.5 ~ 11.2	68.2 ~ 77.2	6.8 ~ 10.7	66.8 ~ 76.1
11	7.6 ~ 11.5	70.2 ~ 78.9	7.0 ~ 11.0	68.0 ~ 77.5
12	7.8 ~ 11.8	71.3 ~ 80.2	7.1 ~ 11.3	69.2 ~ 78.9